MANUAL DE MAQUILLAJE DE OJOS

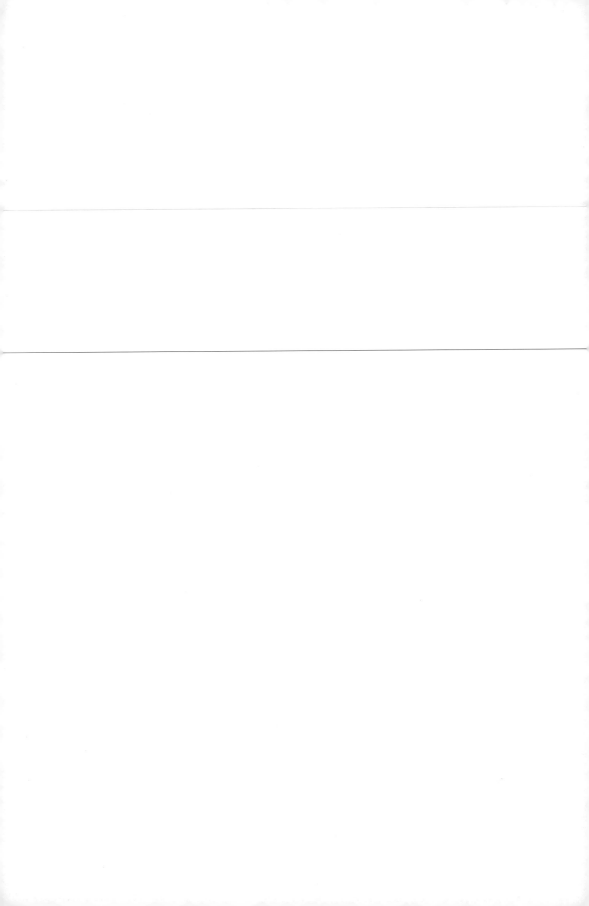

BOBBI BROWN

MANUAL DE MAQUILLAJE *de ojos*

TRADUCCIÓN DE
SONIA TANCO

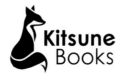

Kitsune Books

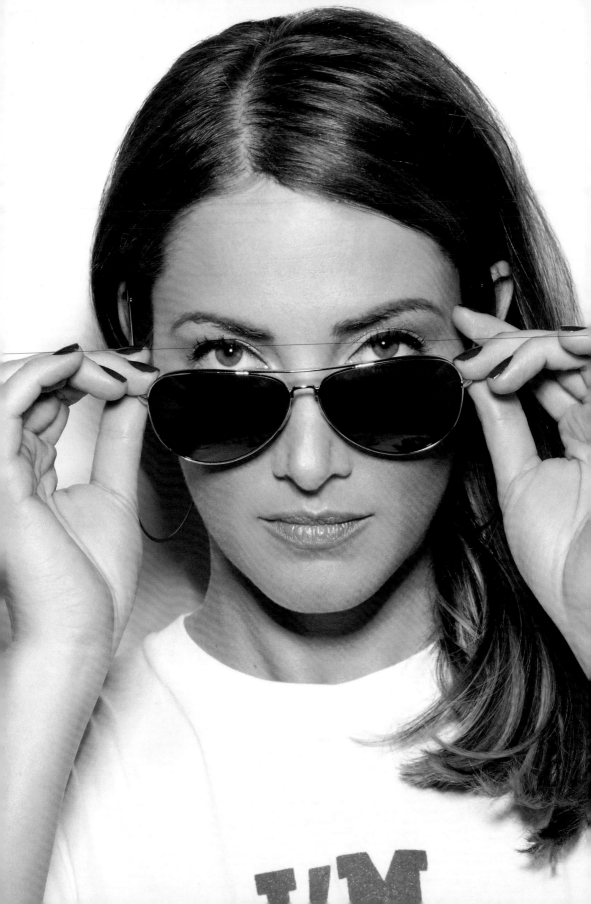

MANUAL DE MAQUILLAJE

TÉCNICAS PROFESIONALES
HERRAMIENTAS ESENCIALES
LOOKS DE MAQUILLAJE PRECIOSOS

BOBBI BROWN

CON SARA BLISS

Primera edición: octubre de 2019
Título original: *Everything Eyes*

© Bobbi Brown, 2014
© de la traducción, Sonia Tanco, 2019
© de esta edición, Futurbox Project, S. L., 2019

Diseño de cubierta: Taller de los Libros
Imagen de cubierta: Blackspring y Picsfive (Shutterstock)

Publicado por Kitsune Books
C/ Aragó, 287, 2.º 1.ª
08009, Barcelona
info@kitsunebooks.org
www.kitsunebooks.org

ISBN: 978-84-16788-32-3
IBIC: WJH
Depósito Legal: B 22612-2019
Preimpresión: Pamela Geismar
Impresión y encuadernación: Gráficas Cems
Impreso en España – Printed in Spain

ÍNDICE

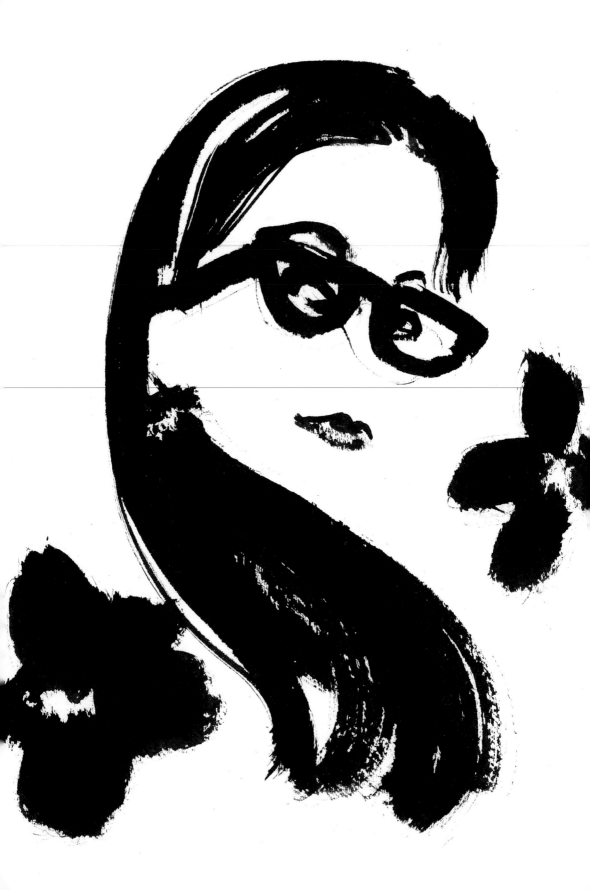

INTRODUCCIÓN

He escrito este libro para enseñarte lo sencillo que es maquillarte los ojos. Una vez has dominado las técnicas básicas, el resto es en realidad bastante sencillo. Con el *Manual de maquillaje de ojos* conseguirás que tus ojos resalten en unos pocos pasos. En primer lugar, te enseñaré a trabajar con las herramientas y los productos adecuados. A continuación, te mostraré diez *looks* de maquillaje de ojos indispensables, desde sombras brillantes a ahumados o al *retro glam.* Si llevas gafas, como yo, aprenderás a elegir el par perfecto y a hacer que tus ojos destaquen desde detrás de los cristales.

Todas las modelos del libro son mujeres reales cuyas transformaciones son tanto impresionantes como alcanzables. Ahora tú también podrás lucir unos ojos asombrosos.

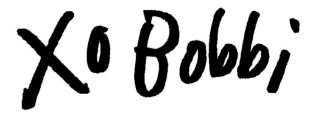

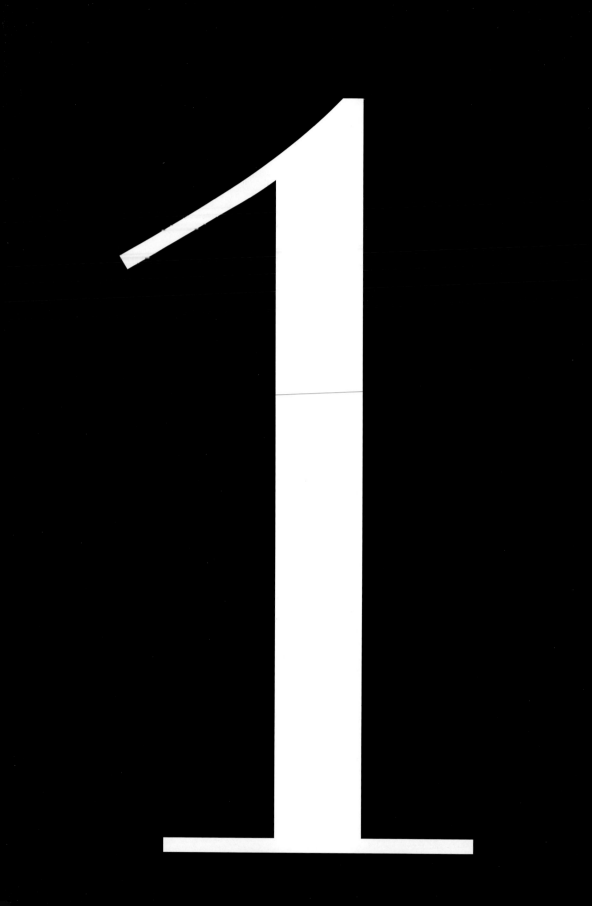

Aspectos básicos

Con las herramientas adecuadas y técnicas de maquillaje sencillas, todo el mundo puede convertirse en su propio maquillador profesional y conseguir que sus ojos resalten.

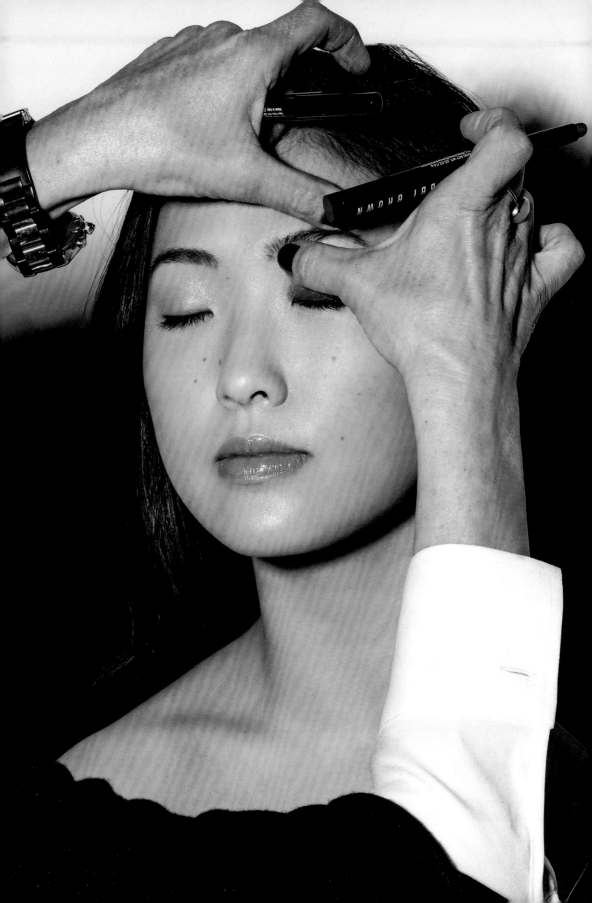

Brochas y herramientas

Es cierto que tener las herramientas indicadas marca la diferencia, en especial a la hora de maquillarse los ojos. Ya sea para igualar el corrector, conseguir un maquillaje ahumado o dibujar la raya perfecta, utilizar la brocha o la herramienta correcta es clave.

Yo recomiendo cinco brochas imprescindibles: un pincel para el corrector antiojeras, un pincel para difuminar, un pincel redondeado de cerdas naturales para la sombra de ojos, un pincel plano para delinear los ojos y un pincel para las cejas. Estas cinco brochas te ayudarán a conseguir un maquillaje de ojos bonito y clásico. Si quieres probar técnicas más avanzadas, incorpora unos cuantos pinceles más a tu arsenal de belleza. El siguiente glosario te ayudará a decidir exactamente lo que necesitas para conseguir el *look* que deseas. Los pinceles buenos hacen que lograr unos ojos deslumbrantes sea mucho más fácil.

LOS CINCO PINCELES ESENCIALES

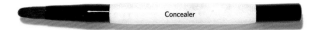

BROCHA PARA EL CORRECTOR ANTIOJERAS

Es un pincel plano y acabado en punta que te permite aplicar la cantidad adecuada de corrector solo donde lo necesites. La punta fina está diseñada para llegar a las zonas más difíciles, como la comisura interior del ojo. Aunque los pinceles para aplicar el corrector deberían ser firmes, es importante que las cerdas sean suaves, no ásperas, por lo delicada que es la piel que rodea la zona.

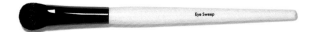

BROCHA PARA EXTENDER LA SOMBRA DE OJOS

Este pincel redondeado y grueso es perfecto para muchas cosas. Utilízalo para aplicarte la sombra de ojos por el párpado fijo, el párpado móvil, o incluso por el pliegue del ojo.

BROCHA REDONDA PARA SOMBRA DE OJOS

El pincel ideal para aplicar la sombra de ojos en la parte móvil del párpado es un pincel mediano con el filo redondeado y cerdas naturales y suaves. Los filos biselados sirven para aplicar varias capas y difuminar el color a la perfección.

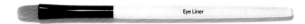

BROCHA PARA EL DELINEADOR (PLANA)

Este pincel puede utilizarse mojado o seco para aplicar la raya perfecta, tanto si prefieres un delineado fino como si lo prefieres grueso.

BROCHA PARA LAS CEJAS

Un pincel con cerdas anguladas te permite aplicar la cantidad adecuada de sombra en polvo para definir y realzar las cejas.

PINCELES A LA CARTA

BROCHA DIFUMINADORA PARA DELINEADOR

Es el mejor utensilio para conseguir el efecto ahumado. Este pequeño pincel es perfecto para aplicar capas de color en el párpado móvil y en el pliegue del ojo. También es lo bastante pequeño para difuminar el delineador.

BROCHA PARA MEZCLAR

Un pincel para sombra de ojos con cerdas largas y suaves que las difumina suavemente para conseguir un acabado precioso. Debido a su tacto ligero, también puedes utilizarlo para fijar el corrector antiojeras con polvos faciales.

BROCHA PARA SOMBRA DE OJOS EN CREMA

Las sombras de ojos en crema requieren un pincel de cerdas sintéticas especial. Este pincel pequeño está diseñado para distribuir la cantidad ideal de sombras de larga duración.

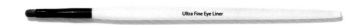

BROCHA PARA EL DELINEADOR (ULTRAFINA)

Para trazar una línea experta con delineador líquido o en gel, busca un pincel pequeño y acabado en punta. Las cerdas sintéticas permiten que el perfilador líquido se deslice suavemente por el párpado.

✱ Unos apuntes sobre cerdas

Cuando se trata tanto de cerdas naturales como de sintéticas, ningunas son mejores que las otras. Todo depende del tipo de maquillaje que utilices. Esto es lo que debes saber sobre ambos tipos.

NATURALES

Los pinceles naturales, no testados en animales, hechos de pelo de poni o de cabra son el material ideal para trabajar con sombras y delineadores en polvo. Depositan la cantidad ideal y hacen que sea muy fácil mezclar los colores y suavizar las líneas.

SINTÉTICAS

Los productos en crema, como el delineador en gel, las sombras de ojos en crema, el corrector y el antiojeras, requieren de cerdas rígidas y precisas hechas de fibras sintéticas. Al contrario que las naturales, que se estropearían si se utilizaran con productos en crema, estas están diseñadas para trabajar con maquillaje líquido.

✱ Mantenimiento de los pinceles

Si los limpias cada pocas semanas, los pinceles pueden durar años. A continuación, te explico cómo hacerlo.

1. Empieza aplicándote un par de gotas de jabón para brochas, jabón suave o champú de bebé en la palma de la mano.

2. Moja ligeramente el pincel con agua y coloca las cerdas sobre el jabón que te has echado en la mano hasta que se genere espuma.

3. Enjuágalo con cuidado con agua tibia.

4. Sécalo con una servilleta de papel o un trapo seco y reorganiza las cerdas del pincel.

5. Deja secar el pincel al borde de una encimera.

OTRAS HERRAMIENTAS ÚTILES

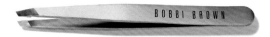

LAS PINZAS

No hay nada más frustrante que intentar manejar unas pinzas que no fun-
cionen bien. Invierte en unas pinzas buenas que sean lo bastante anchas
para poder sujetarlas con firmeza y que acaben en punta fina, para que sea
más fácil arrancar hasta los pelos más finos.

EL CEPILLO PARA CEJAS

Los cepillos firmes y planos ayudan a arreglar los pelos de las cejas para
obtener un *look* aseado y refinado. El cepillado de las cejas es un paso que
mucha gente suele ignorar, pero que de verdad marca la diferencia en tu
aspecto.

EL RIZADOR DE PESTAÑAS

El rizador de pestañas sirve para extender y rizar
las pestañas antes de aplicar la máscara y es una
forma infalible de abrir la mirada al instante. Elige
rizadores que sean fáciles de sujetar, que tengan almohadillas y que
le den a tus pestañas un rizo natural. Siempre hay que rizar las pestañas
antes de aplicar la máscara para no romperlas.

LOS DEDOS

Una de las mejores herramientas de las que dispones para maquillarte los
ojos son los dedos. El calor de los dedos hace que el maquillaje se funda
mejor con la piel y que el corrector y el antiojeras adquieran un aspecto
más natural. Y, dado que el color se adhiere mejor a la piel que a un pincel,
los dedos pueden ayudarte a aplicar una sombra de ojos más intensa y
opaca. Cuando hayas terminado de aplicarte el maquillaje de ojos con los
pinceles, utiliza las manos para hacer pequeños retoques como difuminar
la sombra, corregir el delineado y eliminar el exceso.

Ojos sanos

Tener unos ojos bonitos depende de mucho más que del maquillaje. Los hábitos de sueño, la alimentación y los ingredientes de los productos que utilizas juegan un papel importante en el buen aspecto de tus ojos.

El modo de vida también influye. Consumir demasiado sodio y alcohol, el estrés, fumar o la falta de sueño se manifestarán en forma de ojeras, bolsas e incluso arrugas. Evita esos factores y notarás una gran diferencia en tus ojos. Beber más agua, comer muchas frutas y verduras, evitar las comidas procesadas y saladas, irse a la cama más temprano y hacer ejercicio con regularidad te ayudarán mucho más a tener unos ojos brillantes y bonitos que cualquier crema o maquillaje.

✳ Consejos del médico

El hecho de que la vista de todo el mundo empieza a empeorar a los cuarenta es una realidad. La buena noticia es que puedes combatir una serie de problemas de visión con una mejor alimentación y buenos hábitos. Pedí a mis oftalmólogos, la doctora Tanya Carter y el doctor Frank Barnes Jr., que compartieran sus consejos para el cuidado de los ojos.

NO LOS FUERCES

Lee siempre con una buena iluminación y desde una distancia saludable. No sostengas el material de lectura o los aparatos electrónicos a menos de dos palmos de los ojos. Asegúrate de descansar cada treinta minutos, apartando la vista de la tarea y enfocando los ojos en un punto lejano.

MANTÉN LOS OJOS LIMPIOS

Controla la irritación de ojos tratando las causas que la generan, como la falta de sueño o la sequedad, en lugar de recurrir a las gotas para los ojos sin receta. Estas pueden hacer que los ojos se te enrojezcan e irriten todavía más con el paso del tiempo.

CÉNTRATE EN LA ALIMENTACIÓN

Incrementar la ingesta de nutrientes puede ayudarte a mantener a raya enfermedades como la degeneración macular, el glaucoma, la retinopatía diabética y el ojo seco por deficiencia de lágrimas. Las comidas ricas en antioxidantes que contienen vitaminas A, C y E y cinc ayudan a mantener las células de la retina. La col rizada, las espinacas, el brócoli y las lechugas de hoja oscura contienen carotenoides como la luteína y la zeaxantina, que ayudan a proteger la retina de la radiación ultravioleta, fomentan la mejora de la agudeza visual y reducen la sensibilidad. Los ácidos grasos esenciales Omega-3 que se encuentran en el pescado, o que se toman en pastillas, ayudan a prevenir la sequedad del ojo y a promover una actividad de la retina saludable.

QUÉ BUSCAR EN UNA CREMA DE OJOS

Tanto si quieres combatir las ojeras, la hinchazón, las patas de gallo o las arrugas, existen productos que pueden ayudarte. Las mejores cremas y sérums poseen ingredientes especiales que se centran en tus puntos problemáticos. A continuación, tienes unos cuantos ingredientes clave que debes buscar.

ALOE VERA

El mejor tratamiento para las quemaduras que existe también se utiliza para aliviar la piel más seca e inflamada. Cuando quieras hidratar, calmar y nutrir la piel, busca productos que contengan aloe.

ANTIOXIDANTES

Se ha probado que el extracto de té verde, las vitaminas A, C y E y el extracto de semilla de uva neutralizan los radicales libres (las moléculas de oxígeno excesivamente cargadas causadas por el sol, el tabaco y el estrés, que pueden causar inflamación, pérdida de colágeno, arrugas y manchas). Los antioxidantes contrarrestan el daño causado por los radicales libres y fomentan la reparación celular, disminuyen las manchas y rojeces y estimulan la producción de colágeno.

CAFEÍNA

Si bebes demasiada cafeína, puedes deshidratar la piel. No obstante, se emplea como ingrediente potenciador en las cremas de ojos. Se ha probado que la cafeína reduce la inflamación, tensa la piel y minimiza las ojeras.

EXTRACTO DE TÉ VERDE

Los estudios han demostrado que el extracto de té verde es uno de los antioxidantes más efectivos a la hora de neutralizar los radicales libres y que es un ingrediente rejuvenecedor especialmente potente.

ÁCIDO HIALURÓNICO

Es el ingrediente para ojos secos. El ácido hialurónico sirve para rellenar la piel y estimular las células con una hidratación extra.

PÉPTIDOS

Los péptidos aumentan la producción de colágeno y elastina para ayudarnos a mantener a raya las arrugas. También son sumamente suaves, por lo que son una buena opción si tienes la piel sensible.

VITAMINA C

Puesto que se ha demostrado que la vitamina C fomenta la producción de colágeno y elastina, es una herramienta poderosa contra las arrugas. Busca fórmulas que contengan ácido ascórbico y que también incluyan vitamina E para estimular su eficacia.

VITAMINA E

La vitamina E es un potente antioxidante que repara, protege e hidrata y que, además, tiene propiedades increíblemente reconfortantes y relajantes.

✳ *Un apunte sobre el retinol*

El retinol, un potente derivado de la vitamina A, se considera uno de los métodos más efectivos para tratar las arrugas y las manchas. Estimula el ciclo celular e incrementa la producción de colágeno. Sin embargo, solo puede utilizarse por la noche, porque no interactúa bien con la luz del sol. Si tienes la piel muy sensible, deberías evitar este ingrediente por completo, ya que puede desencadenar la aparición de rojeces y erupciones.

TRATAMIENTOS NATURALES PARA OJOS

A veces, los mejores tratamientos para los ojos son los más sencillos. Cuando se trata de combatir la hinchazón, nada es más eficaz que evitar las comidas saladas y beber agua con limón o arándanos. También puedes encontrar algunos de los mejores estímulos naturales para la belleza de la mirada abriendo la nevera o buscando en la despensa. A continuación te presento unos cuantos.

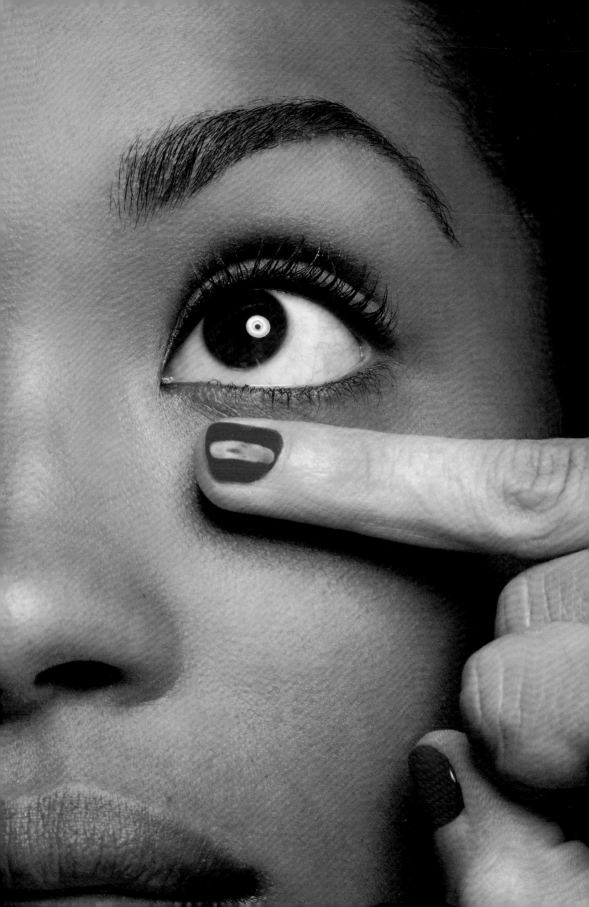

BOLSAS DE TÉ FRÍAS

¿Has tenido una noche dura? Las bolsas de té te ayudarán. Ponlas en remojo en agua caliente durante cinco minutos, escúrrelas y déjalas enfriar en la nevera. Túmbate con la cabeza en alto y las bolsas de té frías sobre los ojos. La cafeína del té verde o negro te ayudarán a reducir la hinchazón, mientras que la camomila sirve para calmar la rojez y la irritación.

PEPINOS

Sí, es verdad: ponerte unas rodajas de pepino en los ojos es estupendo para desinflamar y reducir la irritación gracias a su fría temperatura y a sus propiedades astringentes.

ACEITE DE JOJOBA

Aplicado con un algodón, el aceite de jojoba es un desmaquillante natural muy efectivo e hidratante. Elimina con facilidad la sombra de ojos y el delineador y es un hidratante buenísimo si lo necesitas.

DORMIR CON LA CABEZA EN ALTO

Una almohada que te sostenga y eleve la cabeza ayuda a estimular el drenaje linfático y asegura que no se acumule líquido en la piel de alrededor de los ojos. Aunque dormir recto puede ser bueno para la espalda, no lo es para la inflamación.

DESMAQUÍLLATE

Como la zona de los ojos es tan delicada, solo deberías quitarte el maquillaje con un desmaquillante diseñado especialmente para los ojos. Recomiendo utilizar fórmulas suaves que incluyan ingredientes balsámicos como el aloe vera y el extracto de agua de rosas. Si llevas maquillaje de ojos resistente al agua o de larga duración, necesitarás un producto diseñado específicamente para ello.

La mejor forma de desmaquillarte es utilizar una bola o almohadilla de algodón. Y puedes eliminar cualquier rastro extra con un bastoncillo.

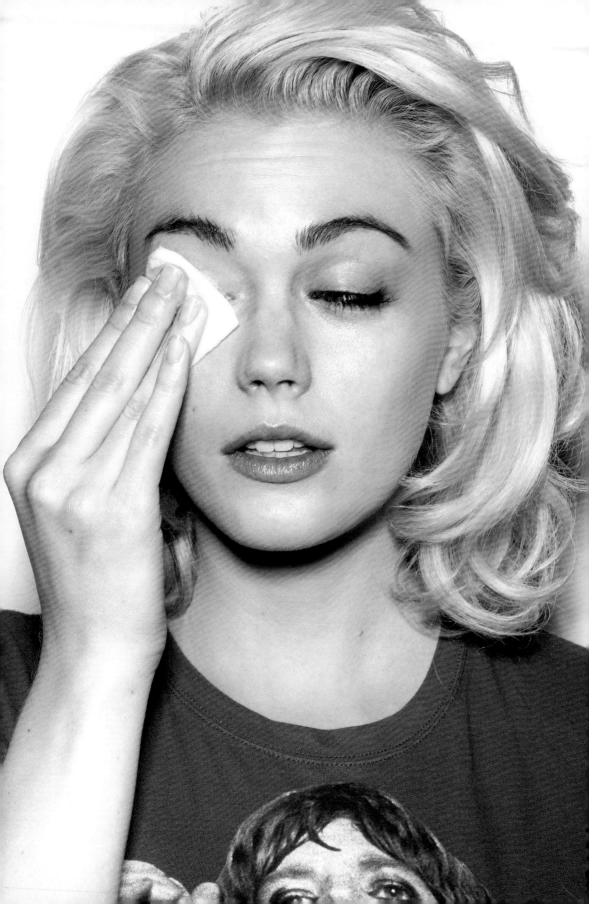

* Consejos del médico

Existen muchos productos maravillosos para los ojos. Sin embargo, puede resultar difícil considerar todas las opciones. Pedí a la dermatóloga Rosemarie Ingleton consejo para solucionar los tres problemas de belleza más comunes.

LAS OJERAS

Las cremas de ojos con vitamina K trabajan para combatir las manchas oscuras de debajo de los ojos.

LA HINCHAZÓN

Los productos con cafeína, extracto de té verde, camomila y Matrixyl (un ingrediente rejuvenecedor) son los mejores.

LAS ARRUGAS

Elige productos que contengan retinol, alfa hidroxiácidos, Matrixyl, ácido hialurónico, neuropéptidos y factores de crecimiento.

* Preguntas a una desarrolladora de productos

¿CUÁNTO TIEMPO DEBO CONSERVAR EL MAQUILLAJE DE OJOS?

Preguntamos a Gabrielle Nevin, vicepresidenta de Desarrollo de Productos en Bobbi Brown, durante cuánto tiempo debemos conservar nuestros productos favoritos antes de reemplazarlos. Esto es lo que nos contó:

- Polvos para la cara y sombra de ojos en polvo: dos años
- Delineador: dos años

- Máscara de pestañas: seis meses
- Corrector y antiojeras: dos años
- Cremas de ojos: seis meses
- Pinceles: más de diez años con los cuidados apropiados (consulta la página 19).

En caso de infección ocular, es probable que debas tirar cualquier producto de maquillaje que haya estado en contacto con la infección. Lo mejor es que lo consultes con tu médico.

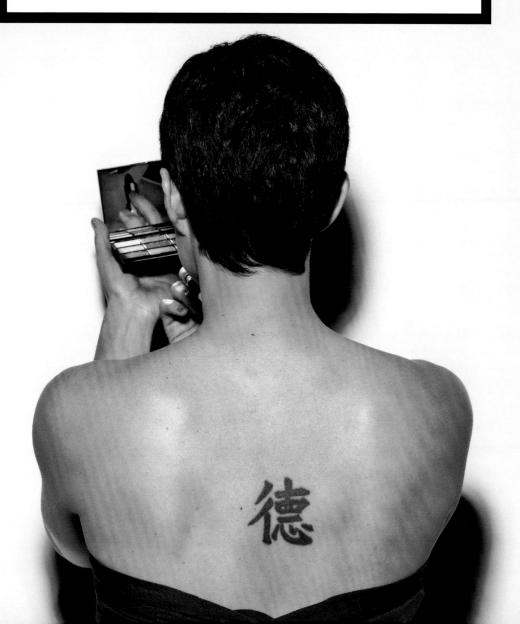

Técnicas básicas de maquillaje de ojos

Aquí tienes mis consejos infalibles para conseguir un maquillaje de ojos precioso, desde cómo hacer que se desvanezcan las ojeras con corrector y antiojeras hasta hacer que tus ojos destaquen gracias al delineador.

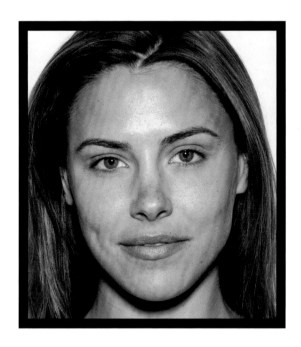

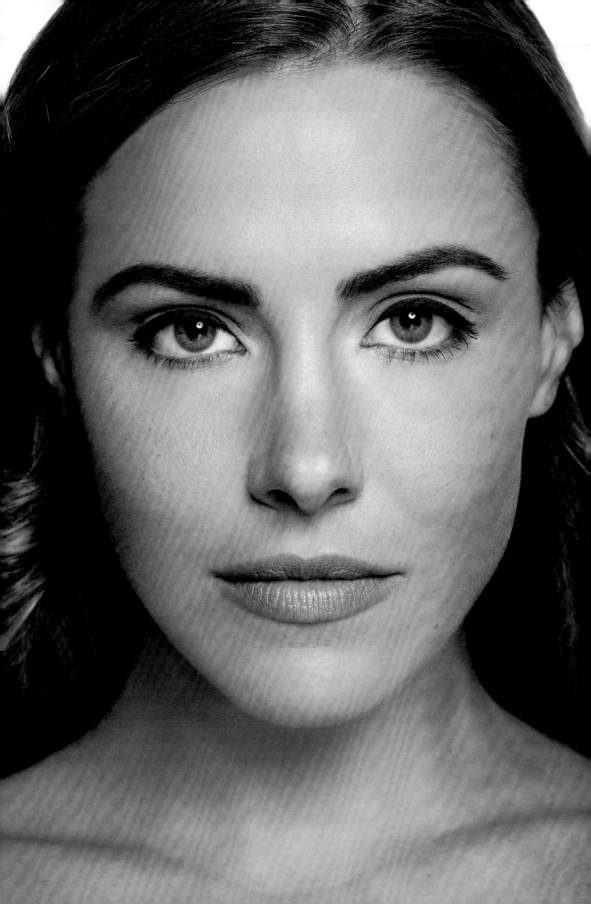

corrector

A menudo me preguntan cuál es el producto de maquillaje sin el que no puedo vivir. Siempre respondo que el corrector y el antiojeras. Son los productos que pueden mejorar más radicalmente tu aspecto. Cuando te pones corrector y antiojeras, pareces instantáneamente menos cansada, más llena de energía y más resplandeciente. Por eso los llamo el secreto del universo. Ambos son el producto estrella del estuche de maquillaje de cualquier mujer.

Si tienes ojeras crónicas, o si te acuestas tarde, aplica el corrector debajo del antiojeras. El corrector es un maquillaje para la parte inferior de los ojos, de tonos rosas o melocotón, diseñado para neutralizar, iluminar y contrarrestar la decoloración de alrededor de los ojos.

ESCOGER EL TONO DE CORRECTOR

Los correctores de tonos rosas o bisque funcionan con mujeres con un tono de piel entre pálido y neutro. Las mujeres con tonos de piel más cálidos deberían buscar correctores de color melocotón. Los tonos melocotón o bisque oscuros funcionan en tonos de piel de la misma intensidad. Si tu corrector parece demasiado blanco después de aplicártelo, no es el tono correcto y deberías probar con uno más oscuro. Si es demasiado amarillo o no te ilumina instantáneamente, necesitas uno más claro.

APLICARSE EL CORRECTOR

Empieza aplicándote una pequeña cantidad de crema de ojos de rápida absorción. A continuación, aplícate el corrector con un pincel en las zonas oscuras de la comisura interna del ojo. Después, mézclalo suavemente con los dedos. Por último, limpia el pincel con un pañuelo de papel antes de aplicarte el antiojeras: el corrector y el antiojeras no funcionan si los mezclas; solo funcionan cuando los aplicas por capas.

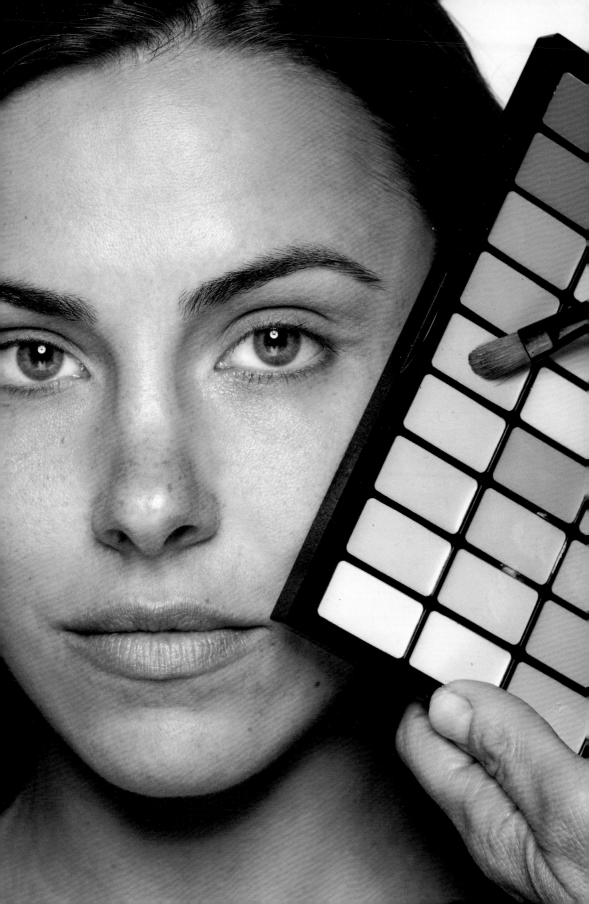

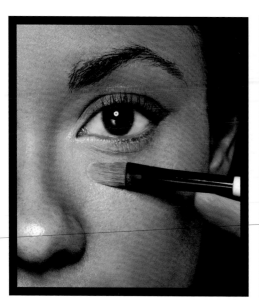 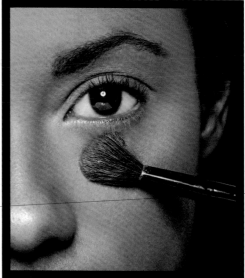

TRUCOS PARA EL CORRECTOR Y EL ANTIOJERAS

- Utiliza siempre una pequeña cantidad de crema de ojos hidratante antes de aplicar el corrector y el antiojeras. Asegúrate de que la piel absorba la crema y de que no sea demasiado grasa, de lo contrario el maquillaje no cuajará.

- A menudo, tu tono de piel varía del invierno al verano. Si cambias la base de maquillaje a un tono un poco más oscuro en verano, es probable que también necesites un corrector antiojeras un poco más oscuro.

- Aplica y da pequeños toques con el dedo para ayudar a que el corrector se mezcle con la piel. Nunca aprietes o tires de la piel delicada que rodea los ojos: aplica y masajea con suavidad.

- Usar polvos de tono amarillo pálido o blanco transparente encima del corrector antiojeras te ayudará a fijarlo.

Correctores antiojeras

Los correctores antiojeras de tonos amarillentos funcionan de maravilla cuando se aplican sobre el corrector con un pincel limpio. Aclaran las áreas oscuras, cubren las rojeces y hacen que parezcas descansada al instante. Iluminarán la zona de los ojos y la realzarán inmediatamente.

ESCOGER EL TONO DEL CORRECTOR ANTIOJERAS

Para escoger el tono adecuado, busca una fórmula cremosa de color amarillento que sea un tono más clara que tu tono de piel natural. El tono amarillento es adecuado para mujeres de todos los tonos, ya que se mezcla bien con la piel y hace que parezcas despierta sin que parezca que llevas mucho maquillaje.

APLICAR EL CORRECTOR ANTIOJERAS

Con un pincel limpio, aplica el antiojeras encima del corrector, asegurándote de acercarte a las pestañas, al lagrimal y al rabillo del ojo. Mézclalo con los dedos hasta que quede regular.

DA LOS TOQUES FINALES CON POLVOS

Fija el corrector antiojeras con polvos para evitar que el maquillaje se cuartee y para que dure todavía más. Solo tienes que aplicar una capa fina de polvos amarillentos sobre el corrector antiojeras con un pincel de borde redondeado. Si eres muy blanca, prueba con unos polvos translúcidos. Y si tienes un tono de piel más oscuro, prueba con unos polvos de tono melocotón..

SOLUCIONA LOS PROBLEMAS

Si después de aplicar el corrector y el antiojeras, parece que tengas la piel seca debajo de los ojos, será porque no te habrás echado suficiente crema de ojos. Si alguno de los productos se corre, es probable que te hayas echado demasiada y debas aplicarte más polvos para terminar.

Cejas

Unas cejas bien arqueadas enmarcan el ojo y te aportan elegancia y definición. También realzan la mirada instantáneamente.

DAR FORMA A LAS CEJAS

Para que la forma de tus cejas se adecue a la forma de tu cara, primero tendrás que acudir a un profesional. Aunque te las hayas depilado más de lo normal o te las hayas dejado desigualadas, un experto será capaz de guiarte para obtener la forma correcta. Una vez establecida la forma, puedes mantenerla tú misma arrancando los pelos con unas pinzas a medida que vayan creciendo. Las mejores herramientas para arreglarte las cejas son un par de pinzas de calidad profesional y una sombra de ojos en lápiz.

DEFINIR LAS CEJAS

Perfilar las cejas completa tu aspecto. Es un paso que a menudo se pasa por alto, pero cuando empieces a hacerlo te preguntarás por qué no lo habías hecho antes.

Empieza con un pincel para cejas angulado y rígido y sombra de ojos del mismo color que tu pelo y/o color de cejas. Aplícala desde el extremo interior, y cepíllalas hacia arriba y hacia fuera. Para el resto de la ceja, cepilla y continúa desde el extremo interior hasta el arco de la ceja y, de ahí, hacia el final con trazos suaves, rellenando cualquier hueco con los polvos.

Si las cejas están despeinadas y rebeldes, aplica una máscara de cejas transparente después de rellenarlas. Es una máscara parecida a la de pestañas, con un gel líquido que las fija y las define. Para un *look* más sutil, puedes simplemente cepillarte las cejas hacia arriba con un producto como el Natural Brow Shaper de mi propia línea.

CONSEJOS SOBRE EL COLOR DE LAS CEJAS

- El color de las cejas debería combinar con el del pelo, pero si tienes el pelo negro, utiliza un tono un poco más suave, como un marrón oscuro. Si eres rubia, tus cejas deberían ser claras, pero del mismo color que el pelo.

- Si tienes zonas sin pelo que no hayas arreglado con los polvos, rellénalas con la ayuda de un lápiz de cejas del mismo tono del pelo o de las cejas.

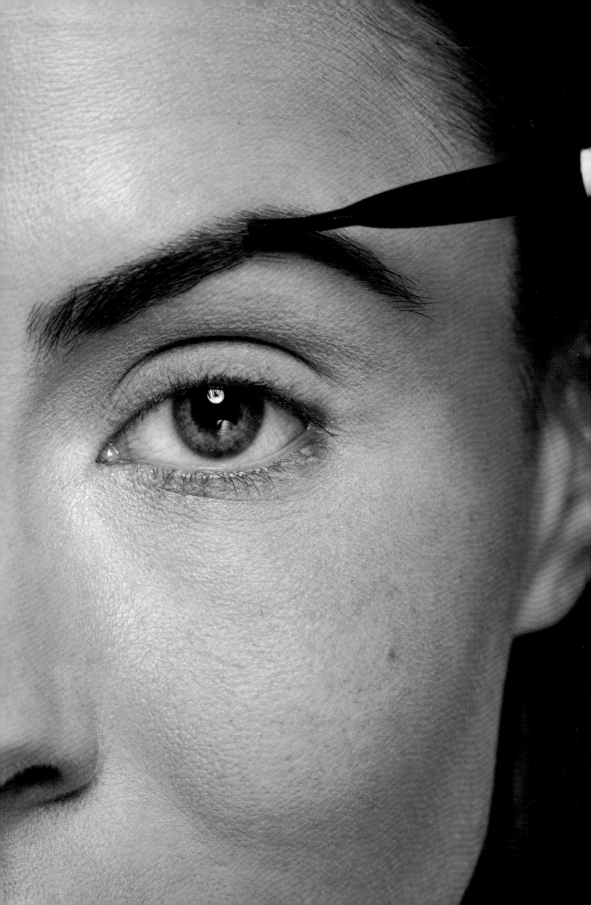

Sombra de ojos

Toda mujer debería saber hacerse un maquillaje de ojos clásico utilizando dos sombras que se adecuen a su tono de piel. Combina ese *look* con delineador y máscara de pestañas y siempre estarás guapa e increíble.

ESCOGER LOS COLORES DE SOMBRA DE OJOS

Para crear un ojo básico, empieza con una sombra clara que ilumine el párpado y sea casi invisible. Deberías escoger un color que realce tu color de piel natural sin parecer demasiado pálido, rosa o gris. Las mujeres con la piel clara deberían utilizar sombras de colores blancos o hueso, mientras que las mujeres de tez más oscura deberían escoger tonos de color plátano o melocotón. En un maquillaje básico, la segunda sombra debería ser un tono más oscura que el de tu piel. Las de color beige, marrón claro o gris son la mejor opción para la piel clara, mientras que el color camel o los marrones cálidos son la mejor opción para las mujeres con la piel más oscura.

APLICAR SOMBRA DE OJOS

Puedes conseguir un maquillaje de ojos clásico en dos pasos. Lo único que debes hacer es coger un pincel para sombras y aplicar un color claro como base por todo el párpado, desde la línea de las pestañas hasta el hueso de la ceja.

A continuación, añade el segundo tono con un pincel de sombra por todo el párpado móvil, desde la línea de las pestañas hasta el pliegue del ojo. Para darle mayor profundidad, puedes añadir un tercer color un poco más oscuro sobre el pliegue y difuminarlo justo por encima y por debajo del mismo.

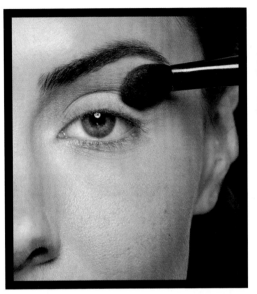 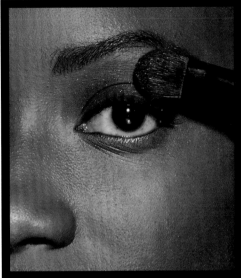

CONSEJOS PARA LA SOMBRA DE OJOS

- Si tienes rojeces alrededor de los ojos, evita usar sombras con matices rojos o lilas, ya que esos colores las agravarán.

- Para un ojo infalible, aplica la sombra de ojos por capas del tono más claro al más oscuro. Empieza con la sombra más pálida como base, después aplica un segundo tono y por último el más oscuro.

- Las sombras en polvo son las mejores para las principiantes. Se mezclan con más facilidad que las sombras en crema y, si cometes un error, son fáciles de corregir. La aplicación de las sombras de ojos en crema es más densa.

- No hay reglas que dictaminen cuántos colores de sombras de ojos necesitas para crear un maquillaje precioso. A veces solo necesitas un único color deslumbrante.

Delineador

Existen muchos tipos de delineador de ojos, desde lápices hasta polvos y geles, y cada uno produce un efecto distinto. El delineador en gel puede ser dramático y de larga duración, mientras que el delineador en polvo puede ser más suave y sutil. Si cometes un error, solo tienes que mojar un bastoncillo en desmaquillante, limpiarlo y volver a empezar. Durante el día, deberías ser capaz de corregir cualquier mancha con un bastoncillo o con un pañuelo de papel. La maquilladora Cassandra Garcia es un as con el delineador. Le he pedido que comparta las técnicas que utiliza para aplicar todos los tipos.

DELINEADOR EN POLVO

La sombra en polvo es una de las formas más sencillas e infalibles de delinearte los ojos. Si la aplicas en seco, la línea será más suave y difusa. Si la aplicas en húmedo, el color será más intenso y durará más.

El grosor de la línea dependerá del tipo de pincel que utilices y de lo atrevido que quieras que sea tu maquillaje. Cuanto más gruesa sea la línea, más lo será. Para aplicar el delineador en polvo, lo mejor es utilizar un pincel de delineador plano; así será más sencillo incrementar el grosor de la línea poco a poco.

Para dibujarla, empieza desde el extremo exterior del ojo hacia el interior. Asegúrate de dibujarla lo más cerca posible de la línea de las pestañas, sin dejar huecos. Dibuja la línea hasta el lagrimal para que quede uniforme.

CONSEJOS DE APLICACIÓN

- Para asegurarte de que el delineador destaque, aplícalo siempre después de la sombra de ojos.

- La parte más gruesa de la línea siempre debería ser la de la parte exterior del ojo, mientras que la más fina debería ser la del interior. Este truco realza y destaca la forma del ojo.

- Asegúrate de que la línea superior se vea cuando tienes los ojos abiertos. Si no es así, la línea es demasiado fina. Esto es especialmente importante para los ojos caídos y los asiáticos.

- Si también quieres delinearte la línea inferior de las pestañas, recuerda que debe ser una línea mucho más suave que la del párpado superior.

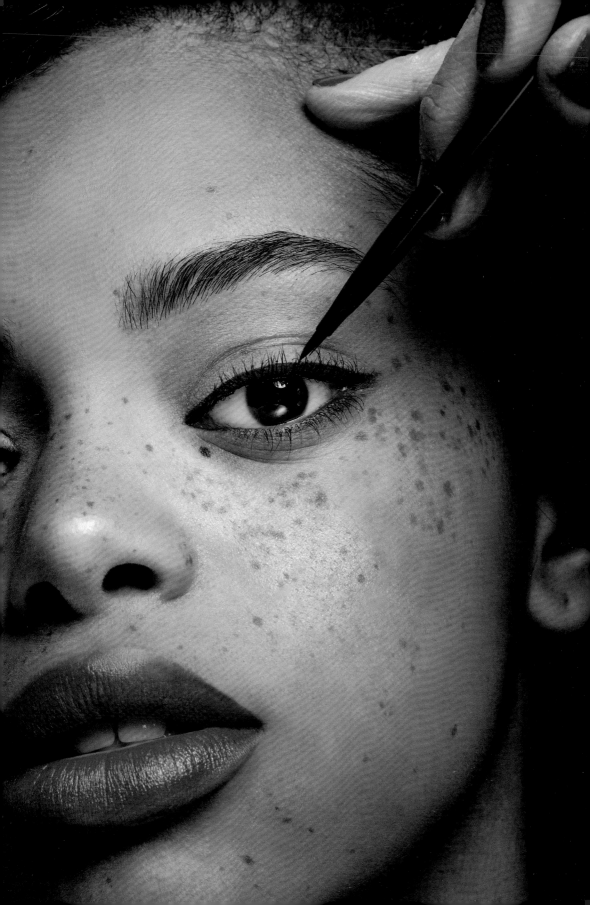

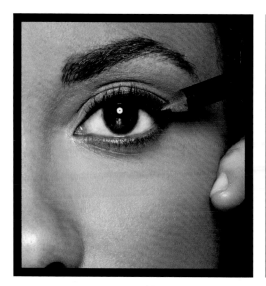 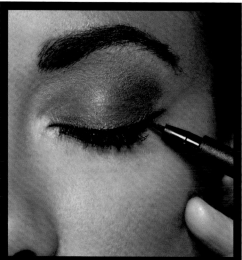

CONSEJOS SOBRE EL DELINEADOR

- Si tienes muchas ojeras, no delinees la línea inferior de las pestañas, puesto que solo desviarás la atención hacia el problema. En lugar de eso, utiliza solo máscara de pestañas resistente al agua.

- La línea superior y la inferior deberían conectar en la comisura exterior del ojo. Así definirás mejor su forma natural.

- Delinea siempre desde el extremo exterior al interior. Nunca delinees solo la mitad.

- Para suavizar la línea, utiliza el dedo o un bastoncillo y difumínala ligeramente.

- El delineador en polvo puede suavizar uno en gel demasiado marcado y hacer que parezca más suave.

- Dibujar la línea con delineador en gel o de tinta encima del delineador en polvo ayuda a crear un ojo ahumado sexy con el extremo limpio y afilado.

- He aquí un truco si te gusta el aspecto que tiene una línea hecha con el lápiz de ojo, pero te resulta difícil aplicarla: coge un pincel delineador y utilízalo para recoger el color del lápiz de ojos, entonces aplícalo con el pincel. Así conseguirás una línea más intensa que solo con el polvo seco y te resultará mucho más fácil de aplicar que con el lápiz.

LÁPIZ DE OJOS

Los nuevos lápices de ojos son versiones de larga duración diseñados para aguantar todo el día: sin manchas ni borrones. Podrás dibujar una línea fina y precisa o, si decides utilizar un delineador kajal, obtendrás un *look* sexy y un poco emborronado.

Para aplicarte el delineador, dibuja con el lápiz a lo largo de la línea de las pestañas, empezando por el extremo exterior hacia adentro. Dibuja toda la línea hasta que obtengas un resultado fluido y parejo. Asegúrate de que no queden huecos entre el delineador y la línea de las pestañas. Si quieres un efecto más suave, utiliza el dedo o un pincel para difuminar la línea.

Para una mayor definición, también puedes trazar la línea de las pestañas inferior utilizando la misma técnica, dibujando la línea desde el extremo exterior hasta el interior. Es importante que conectes la superior y la inferior en la comisura exterior del ojo.

DELINEADOR EN GEL

El delineador en gel te permite dibujar una línea clara y definida. También ofrece el color más denso que podrás conseguir. A prueba de borrones y resistente al agua, el delineador en gel dura todo el día, así que es perfecto si vas a estar fuera muchas horas. Podrás conseguir un *look* más dramático si dibujas una línea doble, primero con gel y difuminándola después con un delineador en polvo.

Para utilizarlo, necesitarás un pincel sintético diseñado para trabajar con fórmulas en gel. Para un mayor control, elige uno que sea pequeño, fino y terminado en punta.

Moja el extremo del pincel en el recipiente. Empieza aplicando el delineador muy cerca de la línea de las pestañas desde la comisura externa del ojo hacia dentro. Si hay algún hueco entre la línea y las pestañas, rellénalo con delineador extra.

También puedes utilizar el gel para trazar la línea del agua y añadirle dramatismo. El gel puede ser demasiado fuerte para la línea de pestañas inferior; en lugar de eso, utiliza un lápiz.

DELINEADOR DE TINTA

El delineador de tinta combina la intensidad del gel con un aplicador fácil de usar que es casi como un bolígrafo. Es ideal si quieres trazar un delineado con efecto alado (consulta la página 68) o una línea más definida.

Utilizando la punta, aplica el delineador con pinceladas largas y suaves desde la parte exterior del ojo hacia dentro.

Pestañas

La máscara de pestañas es un producto esencial diario, ya que es una forma sencilla y rápida de definir y abrir la mirada. Hay distintas fórmulas que otorgan diferentes beneficios, como alargar, espesar o realzar las pestañas. Las versiones de larga duración o resistentes al agua pueden llegar a durar hasta doce horas.

Elige la máscara de pestañas acorde a tus necesidades. Si las tienes cortas, te beneficiarás de utilizar una fórmula que les aporte longitud. Si tienes pocas, necesitarás una fórmula que las espese. Y para realzarlas, debes utilizar la que les dé volumen. Puedes utilizar dos tipos de máscara de pestañas uno encima del otro para conseguir el máximo efecto. El objetivo es trabajar con las pestañas que tienes para obtener las pestañas que deseas.

En cuanto al color, yo siempre escojo la máscara más negra que haya. Si quieres un look más sutil, puedes probar con un marrón oscuro.

RIZARLAS

El rizador de pestañas es una herramienta ideal para abrir la mirada. Rizarlas no es un paso esencial, pero ayuda a crear un maquillaje más dramático. Si tus pestañas sobresalen hacia afuera o hacia abajo, te será de gran ayuda.

Riza siempre las pestañas antes de aplicar la máscara, si no podrías romperlas. Riza la base de las pestañas, después sujeta el rizador entre cinco y diez segundos hacia arriba y suelta. Con una vez es suficiente.

Para un arreglo rápido puedes utilizar los dedos, sujetando las pestañas en un rizo con las yemas de los dedos durante unos segundos.

APLICAR LA MÁSCARA DE PESTAÑAS

Sujeta la varilla horizontalmente en la base de las pestañas. Hazla rodar mientras la arrastras hasta el extremo para ayudar a separarlas y evitar que se formen grumos. Repite el proceso una o dos veces (no es necesario que dejes que las pestañas se sequen entre capa y capa). Antes de que se sequen, apriétalas con suavidad con los dedos para rizarlas y abrir la mirada todavía más.

Para conseguir algo más de definición, aplica máscara en las pestañas inferiores, pero con un movimiento más ligero y solo una capa.

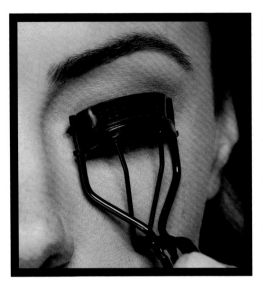 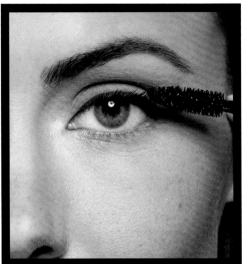

CONSEJOS SOBRE LA MÁSCARA DE PESTAÑAS

- Riza siempre las pestañas antes de aplicar la máscara.

- Para evitar que la máscara de pestañas se emborrone, asegúrate de que no llevar demasiada crema en el párpado o debajo del ojo. Si utilizas sombra de ojos en crema o un delineador en gel o de tinta, asegúrate de que el maquillaje se haya secado antes de darte la primera capa de máscara. Y fija siempre el corrector antiojeras con polvos para que la zona de debajo del ojo esté seca.

- La mejor forma de quitártela es con un pañuelo de papel o un bastoncillo de algodón y un limpiador de maquillaje de ojos. Es mejor limpiarlo con cuidado en lugar de restregar.

- Vuelve a guardar siempre la varilla y cierra el envase para que la máscara se conserve bien.

- Reemplázala en un plazo de tres a seis meses para evitar que se acumulen bacterias que puedan causarte una infección ocular.

✳ El ojo básico

1. Rellena las cejas.

2. Aplica una sombra de ojos clara por todo el párpado, desde la línea de las pestañas hasta el hueso de la ceja.

3. Aplica un segundo tono en el párpado móvil, desde la línea de las pestañas hasta el pliegue del ojo.

4. Aplica otro tono más oscuro en el pliegue del ojo, difuminándolo suavemente justo por encima y por debajo del pliegue.

5. Delinea todo el contorno del ojo hasta la comisura externa.

6. Aplica máscara en las pestañas superiores e inferiores.

1 Rellena las cejas

4 Una tercera sombra todavía más oscura

3 Una sombra más oscura

2 Una sombra clara por todo el párpado

5 Delinea el contorno

6 Máscara de pestañas negra

TÉCNICAS SEGÚN LA FORMA DE LOS OJOS

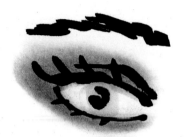
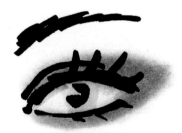

JUNTOS

Intenta crear un efecto alado tanto con la sombra de ojos como con el delineador. Extiende una sombra de ojos clara hacia arriba y más allá del ojo. Aplica un toque extra de la sombra clara en el interior del párpado inferior para que parezca que hay más distancia entre los ojos. Utilizar una sombra de ojos más oscura desde el pliegue hasta el exterior del ala te ayudará a abrir la mirada. La sombra gris del dibujo representa el color base y el color azul marino se difumina encima para darle profundidad.

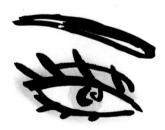
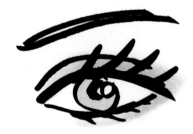

SEPARADOS

Puedes utilizar cualquier estilo, excepto la sombra de ojos o el delineador alados, ya que harán que tus ojos parezcan más separados. Si te delineas los ojos, hazte la raya superior gruesa. Si delineas también la línea inferior de las pestañas, haz que ambas se encuentren en las comisuras interiores y exteriores para que los ojos parezcan más juntos.

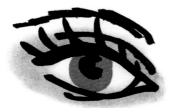
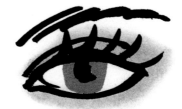

CAÍDOS

Evita utilizar sombras oscuras en el párpado y en el pliegue, ya que le darán demasiada profundidad a tus ojos. Utiliza sombras claras o brillantes para resaltar los párpados. Aplica un color frío por todo el párpado, desde la línea de las pestañas hasta justo encima del pliegue. Intenta utilizar el mismo color justo debajo para realzarlos. Todo lo que necesitas para enmarcar la mirada es delineador y máscara de pestañas negra.

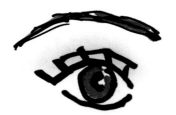
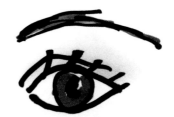

PEQUEÑOS

Utiliza una sombra de ojos que sea uno o dos tonos más clara que el color natural de tus párpados y aplícala desde la línea de las pestañas hasta el hueso de la ceja con un pincel de sombra de ojos. A continuación, elige un segundo color que sea uno o dos tonos más oscuro para difuminarlo en el pliegue. Añádele definición a la mirada aplicando el delineador lo más cerca posible de las pestañas. Rizar las pestañas y aplicar varias capas de una máscara de longitud te ayudará a realzar la mirada.

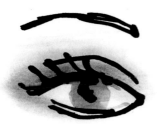
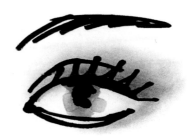

ALMENDRADOS

El delineado enfatizará la bonita forma de tus ojos. Para realzar la mirada, dibuja la raya más gruesa en la parte externa. Delinear suavemente la línea inferior de las pestañas realzará todavía más la forma de tus ojos. Para la sombra, prueba un tono oscuro por todo el párpado, desde la línea de las pestañas al hueso de la ceja, y difumina un tono más oscuro en la cuenca.

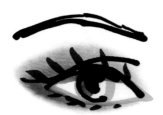
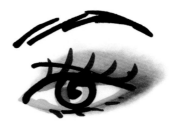

ASIÁTICOS

Crea dimensión extendiendo una sombra clara de color marfil o blanca por el párpado desde la línea de las pestañas al hueso de la ceja y un segundo tono en el pliegue del ojo y justo por encima. Dibuja una línea bastante gruesa con el delineador desde la parte externa del ojo hacia la interna: debería verse cuando abras los ojos. Es esencial que te rices las pestañas.

TÉCNICAS SEGÚN EL COLOR DE LOS OJOS

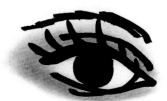 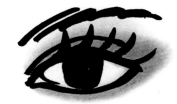

MARRÓN OSCURO

Muchos colores quedan preciosos con los ojos marrones, incluidos el ciruela, el azul marino y el marrón topo. Un ojo ahumado atrevido con sombras marrones siempre queda bonito. El truco, si tienes los ojos de este color, es utilizar un delineador que sea más oscuro que tus ojos, como el caoba o el expreso, para hacer que tus ojos destaquen de verdad.

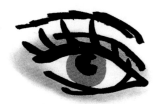 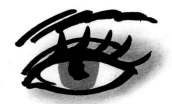

MARRÓN CLARO

Elige marrones tanto cálidos como frescos como segundos tonos para hacer que tus ojos destaquen. Para un *look* infalible, utiliza sombras marrones o de color bronce. El delineador negro, ciruela, azul marino o marrón oscuro acentuarán el color de tus ojos. Los ojos de este color son los más versátiles y quedan preciosos con una gran variedad de sombras.

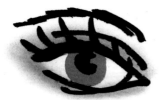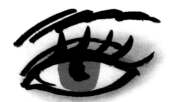

AZUL OSCURO

Las sombras de ojos marrones siempre quedan bien con los ojos azul oscuro, pero las sombras de color gris pizarra y lila claro harán que tus ojos parezcan más exóticos. Los delineadores azul medianoche y negro te definirán la mirada.

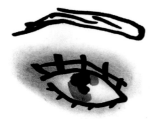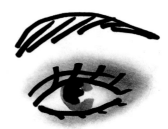

AVELLANA

Los ojos de color avellana son los camaleones de los colores de ojos. Con ellos quedan bonitos los bronces, los verdes o los marrones suaves. Los marrones cálidos o los verdes harán que parezcan verdes, mientras que los tonos lilas harán que parezcan azules. El color verde bosque aplicado por todo el párpado emparejado con un delineador marrón oscuro destacarán los tonos verdes y quedarán increíbles con tus ojos.

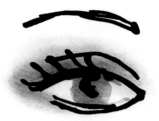
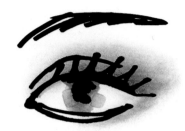

AZUL CLARO/AZUL GRISÁCEO

El blanco, el gris claro y el lavanda son los tonos frescos perfectos para hacer que los ojos azules y azules grisáceos resalten. El color champán o los brillos claros también quedarán fantásticos. Los delineadores azul marino o negro intensificarán todavía más el azul de tus ojos.

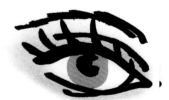
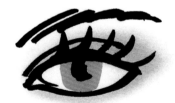

VERDES

Los tonos marrones o ciruela como el marrón topo y el oscuro complementan perfectamente los ojos verdes. Evita los colores excesivamente brillantes, como el azul, ya que pueden desmerecer tu color de ojos. Utilizar un delineador marrón oscuro hará que los ojos verdes destaquen todavía más.

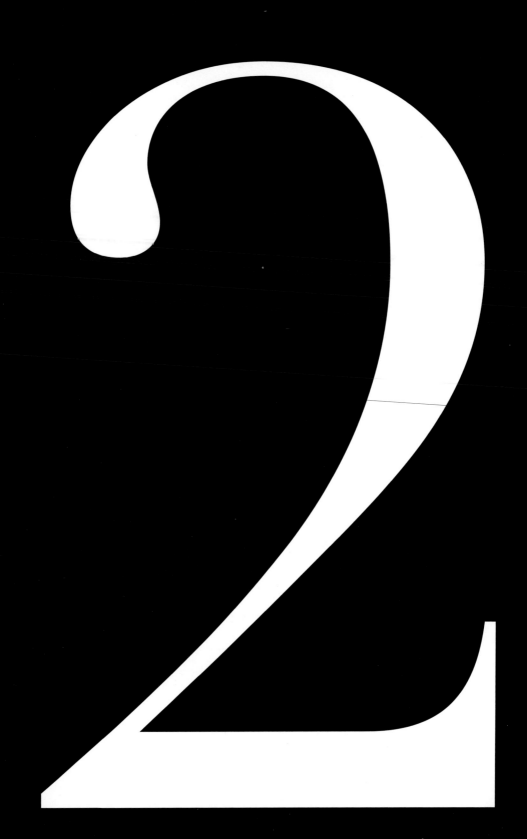

Consigue el look

Cambiar el estilo de maquillaje de ojos puede transformar tu *look* por completo. El maquillaje *nude* para los ojos combinado con un delineador de gel negro siempre es *sexy* y deslumbrante (y uno de mis favoritos). A continuación, presento diez *looks* indispensables que adoro.

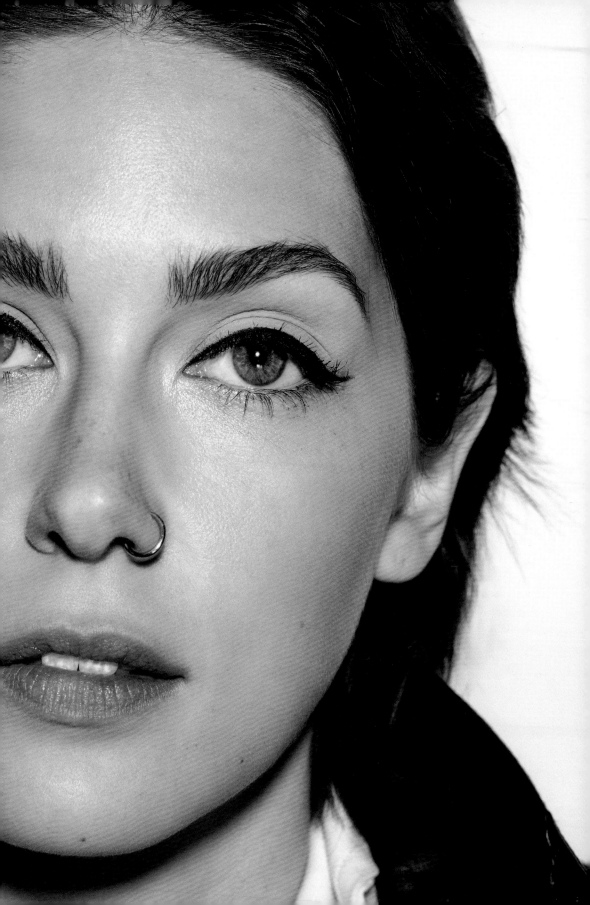

Sencillo

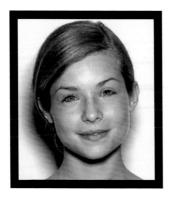

A veces lo único que necesitas es una sombra brillante y una máscara de pestañas bonita y ya estás lista para salir. Este *look* es lo bastante bonito para llevarlo durante el día y lo bastante elegante para una fiesta.

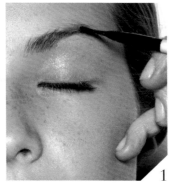

1

Define las cejas con un pincel angulado y polvos. Lleva las cejas naturales.

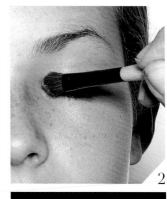

2

Extiende una sombra beis o color champán brillante por todo el párpado desde la línea de las pestañas hasta justo encima del pliegue utilizando un pincel para sombra de ojos.

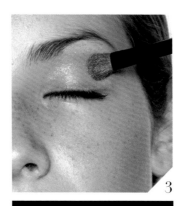

3

Para darle más profundidad, aplica una sombra brillante algo más oscura en el pliegue utilizando un pincel plano.

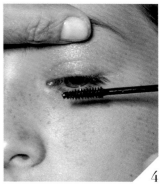

4

Termina con dos capas de máscara de pestañas negra.

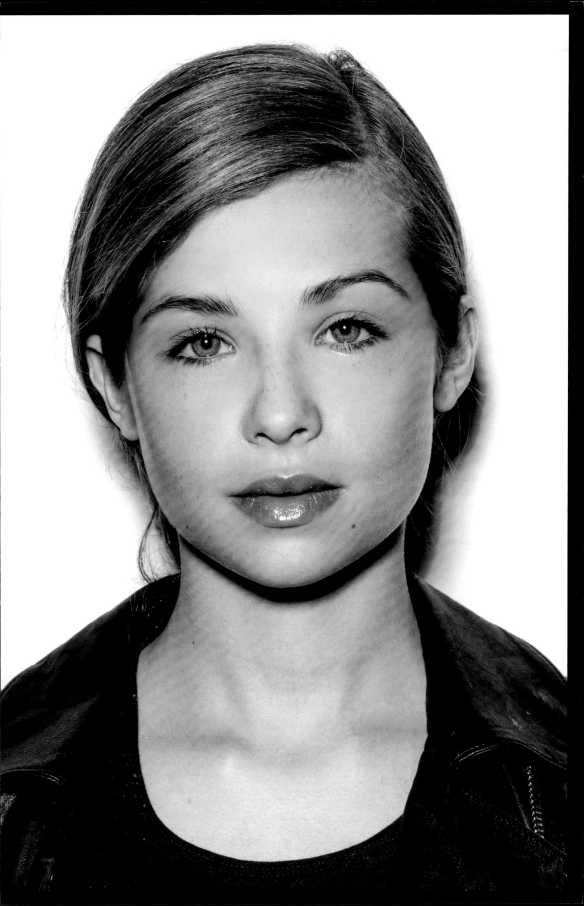

Brillante

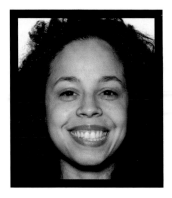

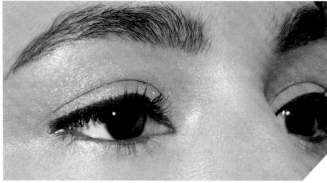

Los tonos pálidos realzan e iluminan la mirada. Añádeles algo de brillo para obtener un *look* bonito y festivo que funciona tanto de día como de noche.

Con un pincel para sombras de ojos en crema, extiende una sombra de tonos marfiles en crema de larga duración por todo el párpado. Esta capa servirá como una base que durará durante horas.

Desde la línea de las pestañas hasta justo debajo del pliegue del ojo, aplica una sombra brillante que refleje la luz por todo el párpado móvil. Nosotros hemos utilizado un tono blanco plateado.

Para definir los ojos, aplica un delineador en gel negro de larga duración con un pincel ultrafino cerca de la línea de las pestañas, empezando por el extremo externo del ojo hasta llegar al otro lado.

Termina con tres capas de máscara de volumen.

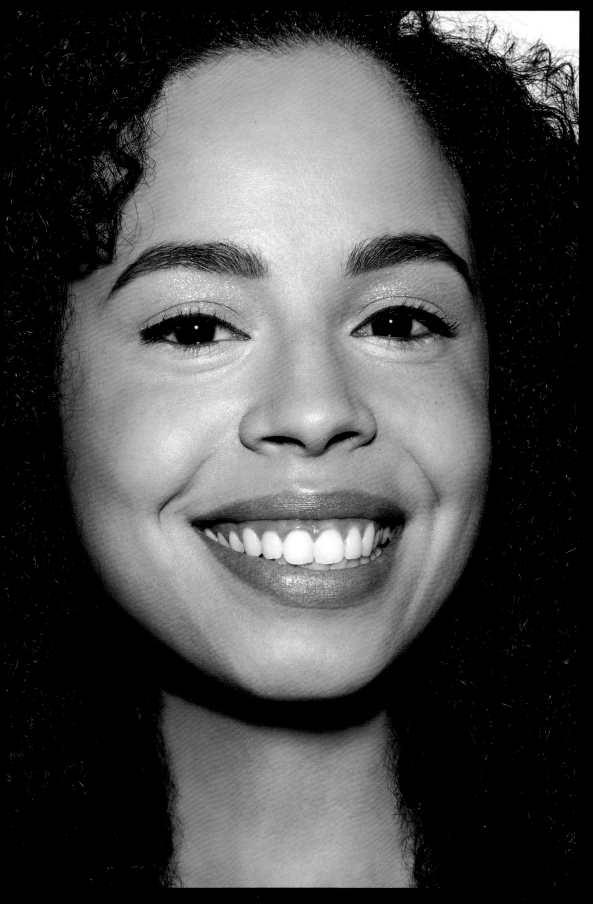

Nude

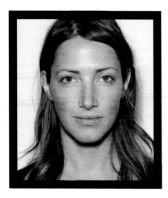

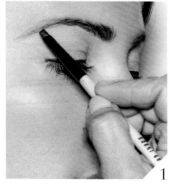

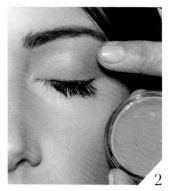

Utilizar el mismo color rosa grisáceo en los labios, las mejillas y los ojos crea un *look* precioso y resplandeciente. Además, es increíblemente fácil de conseguir.

Con un pincel para cejas angulado, aplica una sombra de ojos del mismo tono del pelo en las cejas. Aplica desde el extremo interior de las cejas y péinalas hacia arriba y en línea recta. Sigue cepillándolas hacia arriba por el arco de la ceja y hasta llegar al extremo opuesto con pinceladas suaves para cubrir cualquier hueco.

Con Chelsa, utilizamos un tono marrón grisáceo.

Utilizando los dedos, extiende la crema pot rouge de Bobbi Brown en un tono rosa grisáceo por el párpado móvil para darle

un toque suave de color a los párpados. Para conseguir un brillo sutil, aplicamos una sombra de ojos brillante de color champán por encima con un pincel de sombra de ojos.

Aplica un delineador marrón oscuro de larga duración con un pincel ultrafino. Traza la raya por toda la línea de pestañas desde la parte externa del ojo hasta el otro lado.

Termina con dos capas de máscara de pestañas para espesarlas.

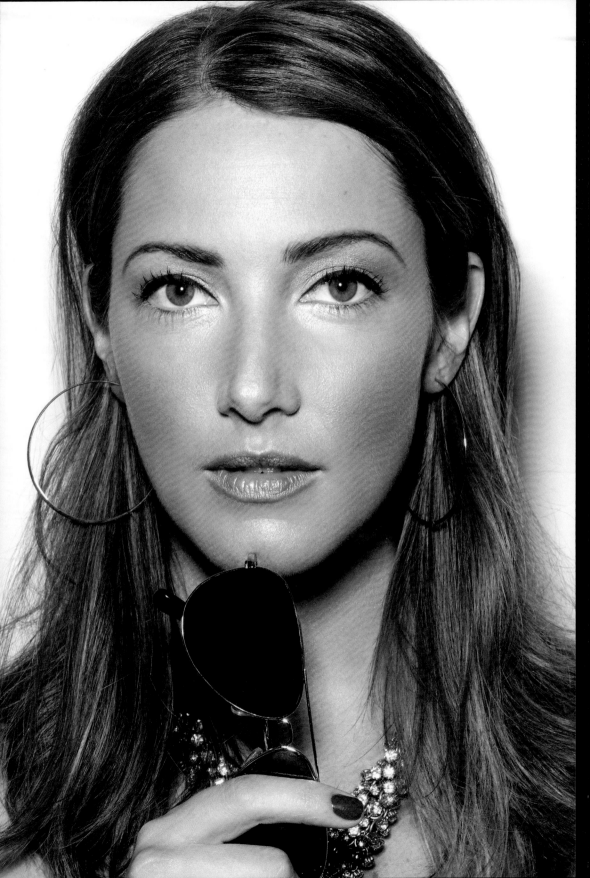

Bronceado

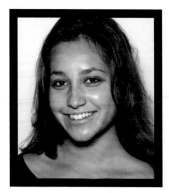

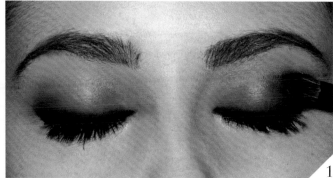

Para una versión moderna del *look* bronceado, aplica tonos cálidos y bronces en párpados, mejillas y labios.

Con un pincel de sombra de ojos, aplica la sombra de color hueso por todo el párpado, desde la línea de las pestañas al hueso de la ceja. Aplica una sombra de color terracota suave por todo el párpado y difumínala justo encima del pliegue del ojo. Extiende sombras de ojos brillantes de tonos marrones y bronces a capas, aplicando el color cerca de la línea de las pestañas con un pincel de sombra. Asegúrate de difuminarlos para que no queden rayas. El color más oscuro debería ser el que esté más cerca de la línea de las pestañas.

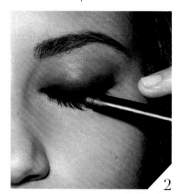

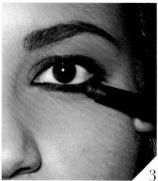

Utiliza una sombra de ojos en barra de color chocolate como delineador y aplícala tan cerca de la línea de pestañas superior como sea posible, prácticamente bordeando el ojo. Empieza en el extremo exterior del ojo y dibuja una línea más suave al acercarte al lagrimal.

Repítelo en la línea de pestañas inferior, realizando el trazo desde la parte externa del ojo. Difumínalo y espárcelo con un pincel de delineador plano para suavizar más las líneas. Termina con tres capas de máscara de pestañas de volumen.

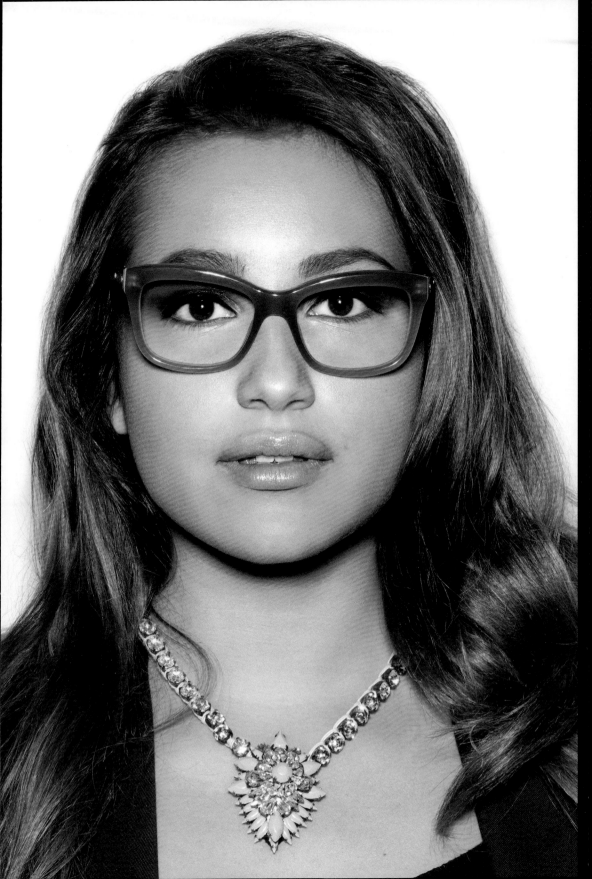

Divertido

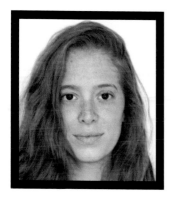

Este *look* es una forma infalible de utilizar una sombra llamativa: combínala con un delineador y máscara de pestañas negros, y maquilla el resto de la cara en tonos neutros con un colorete suave y labios *nude.* Me encanta como queda este tono lavanda al combinarlo con el pelo y los ojos de Ella.

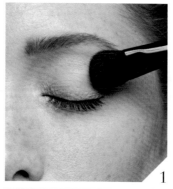

Aplica una sombra de un blanco muy claro por todo el párpado, para utilizarla como color base, con la brocha. Extiende la sombra desde la línea de las pestañas hasta el hueso de la ceja.

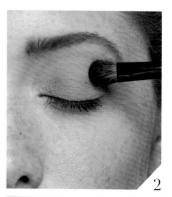

Con un pincel de sombra de ojos, aplica un tono llamativo desde la línea de las pestañas hasta un poco más arriba del pliegue del ojo. Aplícala también debajo de las pestañas inferiores con un pincel para difuminar.

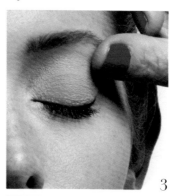

Añade una capa de una sombra más fuerte del mismo color (en este caso un tono más fuerte de lavanda) encima de la primera sombra, desde la línea de las pestañas hasta un poco más arriba del pliegue del ojo, para darle profundidad. Utilizar los dedos para extenderla hará que la aplicación sea más densa.

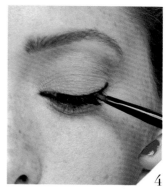

Dibuja una línea muy fina con delineador de gel negro, utilizando un pincel ultrafino muy cerca de la línea de pestañas, desde la comisura externa del ojo hasta el otro extremo. Esto le aportará definición. Aplica tres capas de máscara de longitud para terminar.

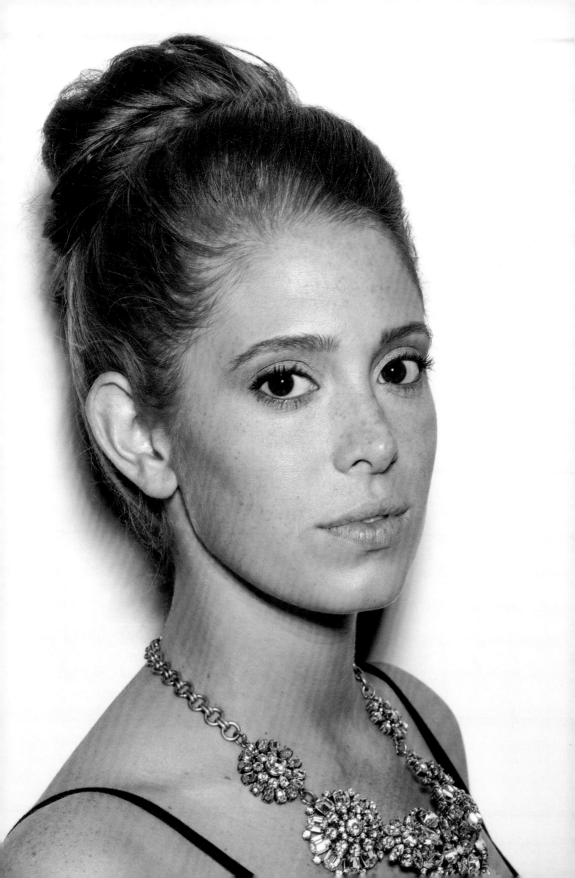

Efecto alado

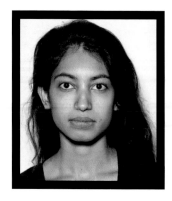

Dramático y sexy, el delineador negro alado siempre da que hablar y hace que tus bonitos ojos sean el foco de atención.

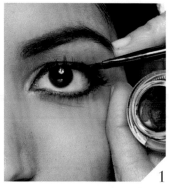

1

Para asegurarte de que el delineador efecto alado destaque, aplícalo siempre después de la sombra de ojos. Aplica delineador negro en gel con un pincel ultrafino desde la comisura externa del ojo hasta el lagrimal, por toda la línea de pestañas superior e inferior.

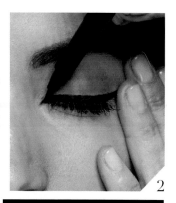

2

Sujeta el delineador negro en tinta en diagonal y, con largas y suaves pinceladas, dibuja una línea desde la comisura interna del ojo por toda la línea de las pestañas. La línea debería incrementar de grosor a medida que vayas llegando al otro extremo del ojo.

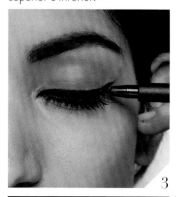

3

Para dibujar el ala, continua por la línea del párpado superior hacia arriba hasta que sobresalga por la comisura externa del ojo. El delineador debería terminar en una punta suave. Deberías poder verlo cuando abras los ojos: ¡y vigila que queden parejos!

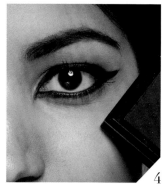

4

Con un pincel para difuminar, aplica sombra de ojos en polvo encima del delineador en la línea de pestañas inferior para conseguir un efecto suave y difuminado. Acaba con tres capas de máscara de pestañas que aporte volumen.

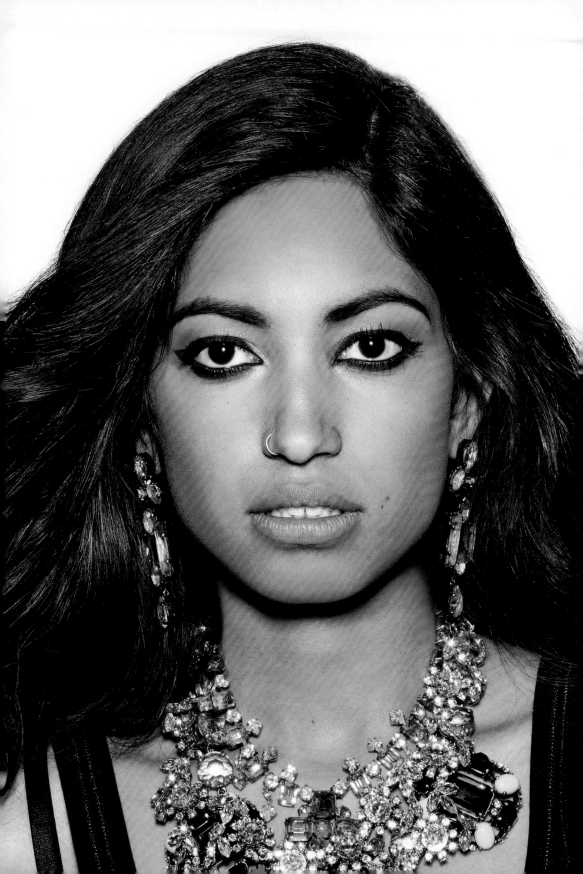

Efecto alado dorado

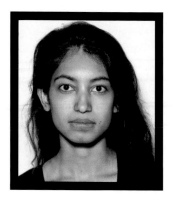

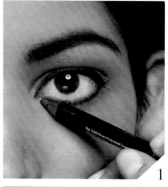

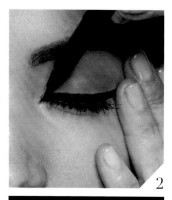

Para darle un aspecto guay y juguetón al delineador alado, dibuja una línea más larga y gruesa y añade una capa de brillo dorado y vibrante.

Utiliza un lápiz delineador negro para trazar la línea alrededor del ojo, asegurándote de dibujarla tanto por encima como por debajo del ojo. Conecta las líneas en el lagrimal.

Utiliza un delineador de tinta negra como se indica en la página 68 para dibujar el ala.

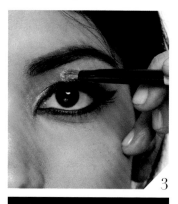

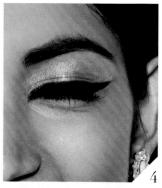

Con un pincel de sombra de ojos, aplica una sombra de ojos dorada metálica en el párpado, justo encima del delineador.

Continúa aplicando la sombra de ojos en crema desde la parte superior del delineador hasta justo debajo del hueso de la ceja. Dibuja otra raya con el lápiz delineador en la línea de pestañas superior para que quede definida. Termina con tres capas de máscara de longitud.

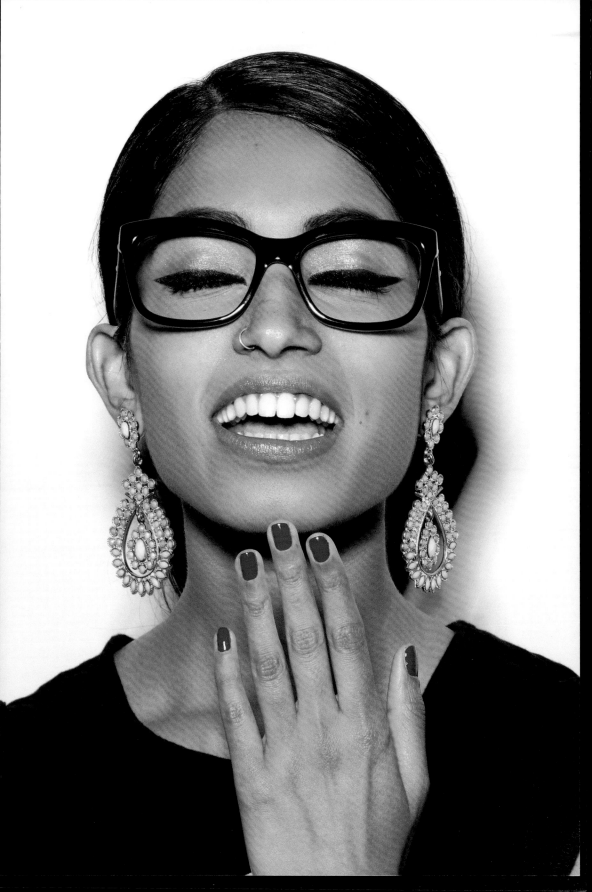

Ahumado

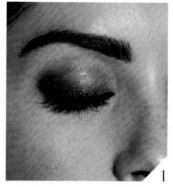

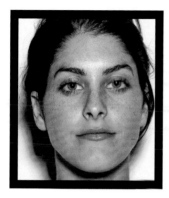

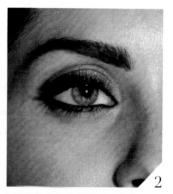

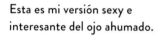

Esta es mi versión sexy e interesante del ojo ahumado.

Extiende una sombra de ojos en crema en un tono *nude* claro por todo el párpado. Aplica el color base desde la línea de las pestañas hasta justo debajo del hueso de la ceja con un pincel para sombra de ojos en crema.

Utilizando el mismo pincel, añade una capa de sombra de ojos plateada y brillante por todo el párpado móvil para darle densidad al color desde la línea de pestañas hasta el pliegue del ojo.

Con un pincel para difuminar, aplica un color pizarra reluciente en el pliegue para darle profundidad.

Con un lápiz de ojos negro de larga duración, perfila las líneas de las pestañas superior e inferior, asegurándote de que se encuentren en la comisura externa del ojo. La línea inferior debería ser muy fina y estar muy cerca de la línea del agua. Difumínalas con un pincel para sombra de ojos en crema.

Usa un pincel delineador para coger el color del lápiz y después utilízalo para aplicar otra capa de color en la línea de pestañas inferior. Termina con tres capas de máscara de pestañas negra.

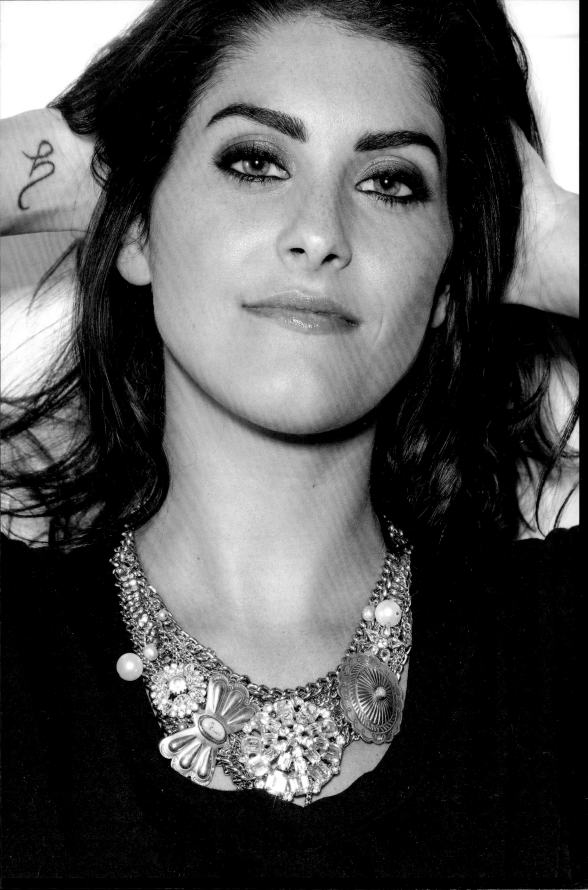

Ahumado suave

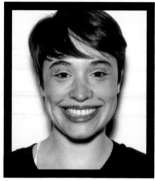

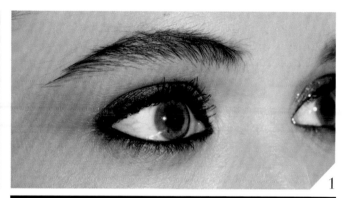

1

Los ahumados en tonos cálidos difuminados hacen que los ojos destaquen.

Extiende una sombra de ojos en crema en un color *nude* pálido por todo el párpado móvil con un pincel de sombra de ojos.

Utilizando el mismo pincel, aplica una capa de sombra de color bronce en crema encima de la primera por todo el párpado móvil para, así, darle densidad al brillo marrón dorado desde la línea de las pestañas al pliegue del ojo.

Con un pincel ultrafino, aplica un delineador en gel negro. Empieza desde la comisura externa del ojo y sigue hasta el otro extremo. Haz que la línea sobresalga un poco por la comisura externa para conseguir un efecto alado sutil.

Con un pincel para delineador fino, aplica una sombra marrón oscuro y trázala justo por encima de la que has dibujado en el párpado superior. Empieza desde el extremo exterior y dibújala hasta el otro extremo. La línea debería ser imperfecta y estar ligeramente difuminada. Después, con los restos que queden en el pincel, delinea la línea de pestañas inferior. Termina con tres capas de una máscara de pestañas para darle grosor y volumen a las pestañas.

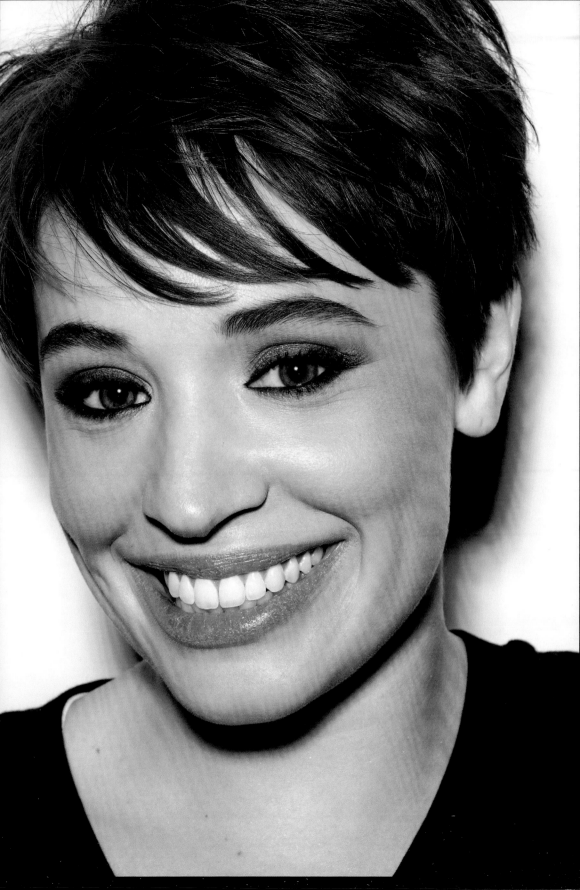

Retro glam

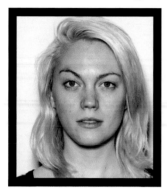

El glamour de las estrellas de Hollywood es más fácil de conseguir de lo que crees. Con una sombra de ojos blanca, delineador en gel y un toque de pintalabios rojo estarás lista para tu primer plano.

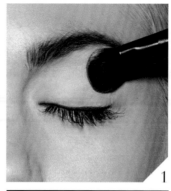

Consigue unas cejas pulidas y definidas aplicándoles una sombra de ojos en un tono que complemente tu color de pelo. En Alissa, utilizamos una sombra beis grisáceo suave que combina con su cabello rubio ceniza. También empleamos una máscara transparente para fijar las cejas y completar el *look*.

Aplica una sombra de ojos blanca por todo el párpado con la brocha para extender, desde la línea de las pestañas hasta el hueso de la ceja. Con un pincel de sombra de ojos, aplica otra capa en el párpado móvil para hacer que el color quede más opaco.

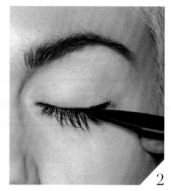

Para definir los ojos, utiliza un delineador de gel azul oscuro. Aplícalo con un pincel ultrafino muy cerca de la línea de las pestañas empezando por la comisura externa y dibujando hasta el otro extremo. También puedes utilizar un delineador negro con este *look*, pero yo elegí un tono azul tinta para resaltar los bonitos ojos azules de Alissa.

Para obtener unas pestañas más dramáticas, ponte pestañas postizas (consulta la página 78), o aplica tres capas de máscara de pestañas negra. Antes de que se sequen, apriétalas suavemente con los dedos para rizarlas.

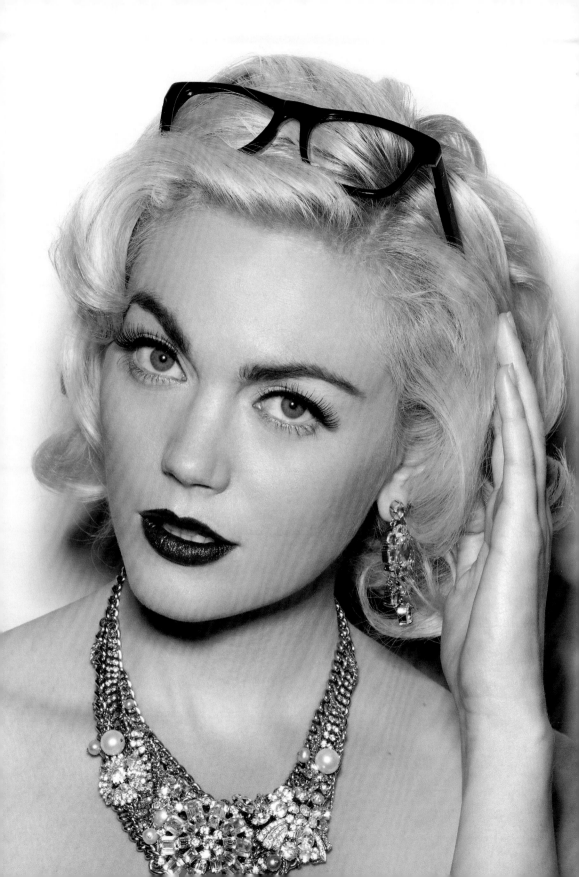

*Pestañas postizas

Cuando quieras que tu mirada destaque y crear un *look* más glamuroso o dramático, recurre a las pestañas postizas después de haberte maquillado. Puedes encontrarlas en cualquier tienda de belleza. Delinearte los ojos antes de colocártelas te servirá de guía: la línea actúa como marcador para pegar el borde de las pestañas.

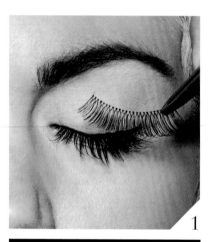

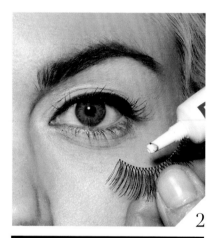

Compara la anchura de una de las pestañas postizas con las tuyas, sujetándolas junto a tu línea de pestañas para ver si encajan. Si son demasiado anchas, puedes cortar un trozo del extremo externo con unas tijeras. Repite el mismo proceso con las otras pestañas.

Aplica una línea fina de pegamento para pestañas, directamente desde el tubo, a toda la base de las pestañas falsas.

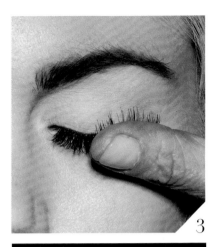

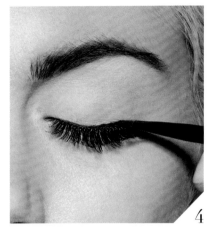

Utiliza los dedos para colocarlas directamente en el párpado, sobre la línea de las pestañas, y para ajustarlas hasta que estén en su sitio. Sujétalas hasta que se sequen.

Añade una capa adicional de delineador negro azabache en gel o de tinta a la línea de pestañas superior, desde el extremo exterior al interior.

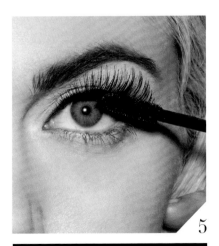

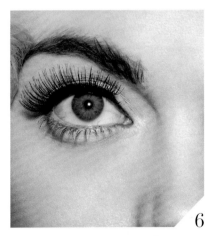

Cuando se seque el pegamento, añade una capa extra de máscara de pestañas para unir tus pestañas a las falsas.

Repite el mismo proceso en el otro lado.

UNA CHICA, DOS *LOOKS:* LABIOS U OJOS LLAMATIVOS

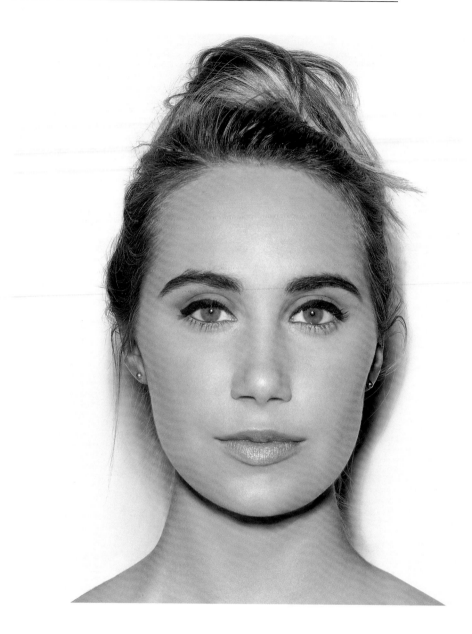

Unos ojos llamativos combinados con un color de labios suave siempre queda bien. Aquí, Gabriella lleva una sombra de ojos turquesa, delineador en gel negro y máscara de pestañas del mismo color combinados con un pintalabios *nude* y colorete rosa claro.

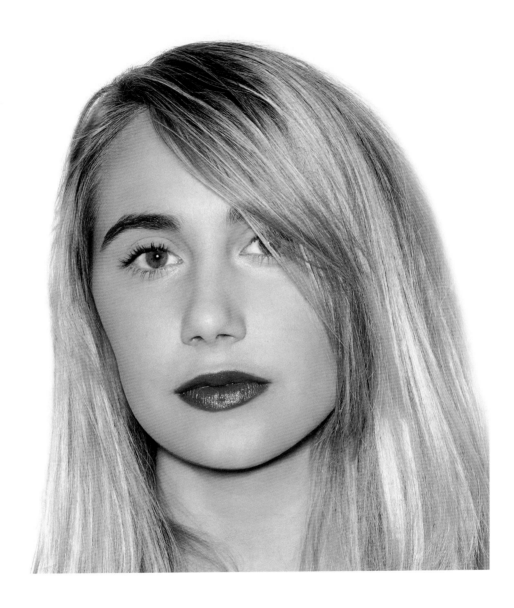

Un pintalabios atrevido con un maquillaje de ojos claro tiene un aspecto súper fresco y moderno. Opta por un pintalabios rojo y un toque de máscara de pestañas con un colorete más luminoso.

UNA CHICA, DOS *LOOKS:* DEL DÍA A LA NOCHE

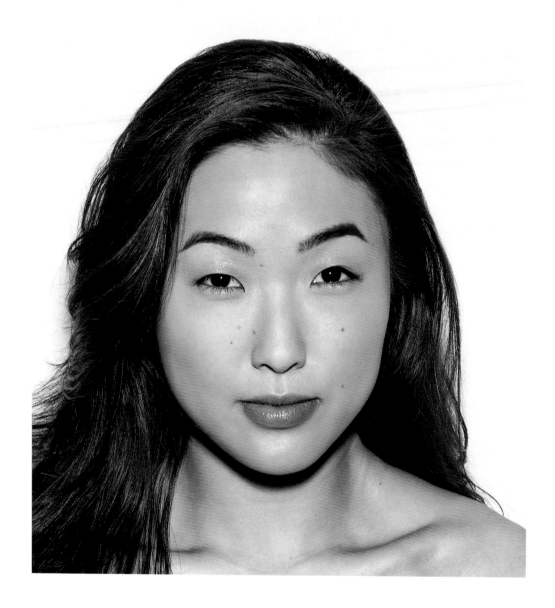

Para el día, elige un colorete rosa *nude* y un color de pintalabios beige rosado. Extiende una sombra de color marfil en los párpados combinada con una raya fina de delineador en gel negro en la línea de pestañas superior, una línea fina con delineador de lápiz en la línea de pestañas inferior y máscara de pestañas negra.

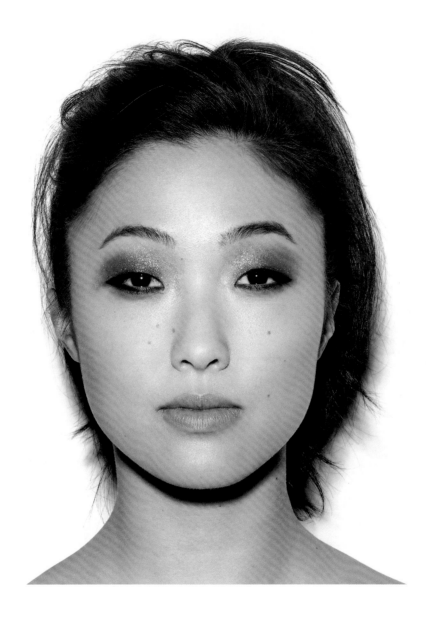

Para la noche, solo añádele un ojo ahumado. Extiende una sombra de color marrón grisáceo oscuro en el párpado móvil hasta el pliegue del ojo. Añade una sombra de ojos marrón con purpurina desde la línea de las pestañas hasta justo encima del pliegue del ojo. Para terminar, difumina una sombra de ojos marrón justo debajo de la línea de pestañas inferior.

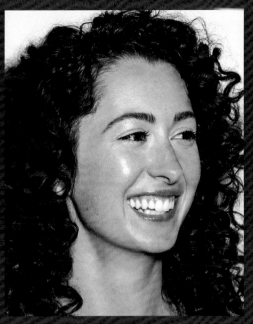

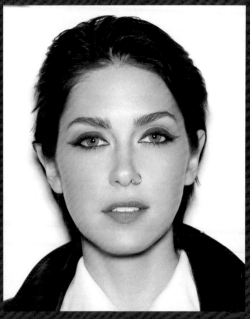

Un truco fácil para abrir la mirada es extender una sombra de ojos blanca por todo el párpado. Combínala con varias capas de máscara de pestañas negra para conseguir un *look* bonito.

Decantarse por un delineado súper grueso y alado en un color azul cobalto intenso te dará un aspecto más atrevido.

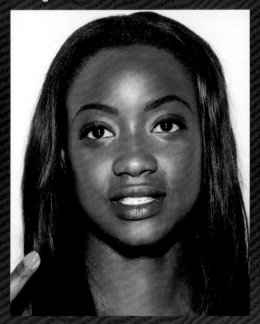

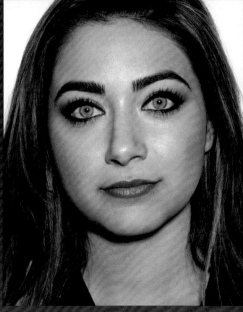

El *look* ahumado con sombra de ojos marrón y delineador negro hace que los preciosos ojos de Alice resalten de verdad.

La combinación de varias sombras de ojos brillantes de tonos ciruelas y marrones queda preciosa con los ojos azules de Dana.

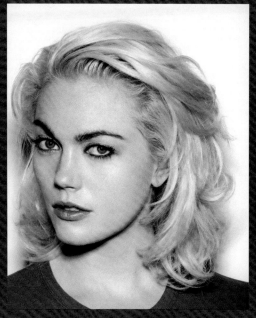

A veces, combinar un delineado que rodee todo el ojo con una máscara de pestañas negra te hace parecer una estrella del rock. Alissa lo luce perfectamente.

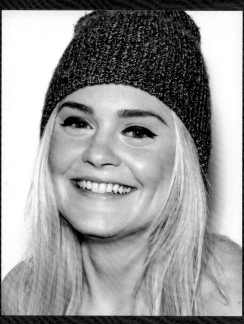

La piel pálida de Isabelle destaca con un delineador grueso de color marrón .

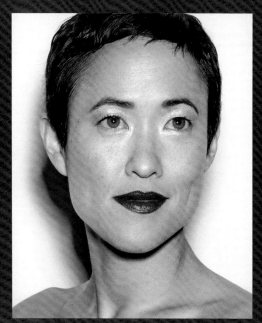

Una sombra de ojos blanca brillante extendida por todo el párpado y en las comisuras internas del ojo hace que los ojos de M.C. resalten.

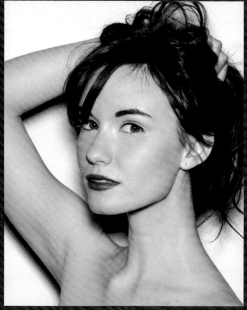

La piel de porcelana y el cabello marrón intenso de Angela quedan increíbles combinados con un pintalabios de color arándano rojo y un delineado sutil.

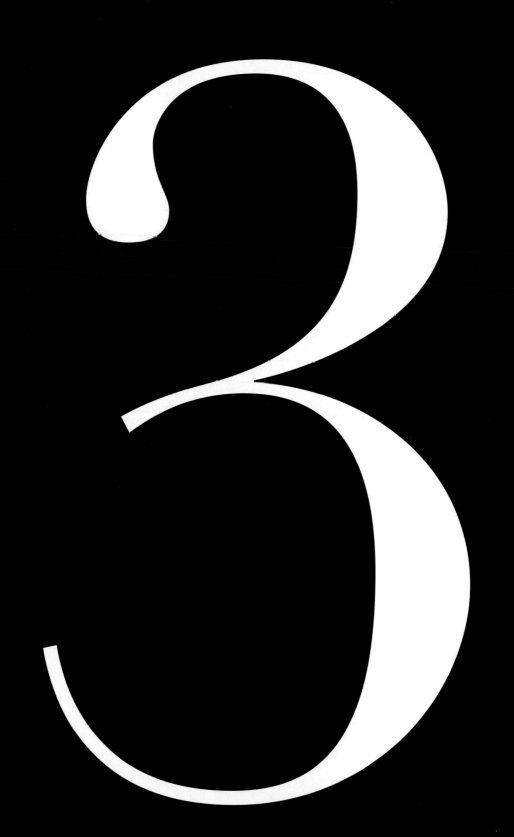

¡Eh, cuatro ojos!

No es un secreto que me encantan las gafas. Son un método instantáneo para cambiar y realzar tu *look*. Esto es lo que sé sobre cómo encontrar el par adecuado y sobre cómo hacer que tus ojos destaquen desde detrás de los cristales.

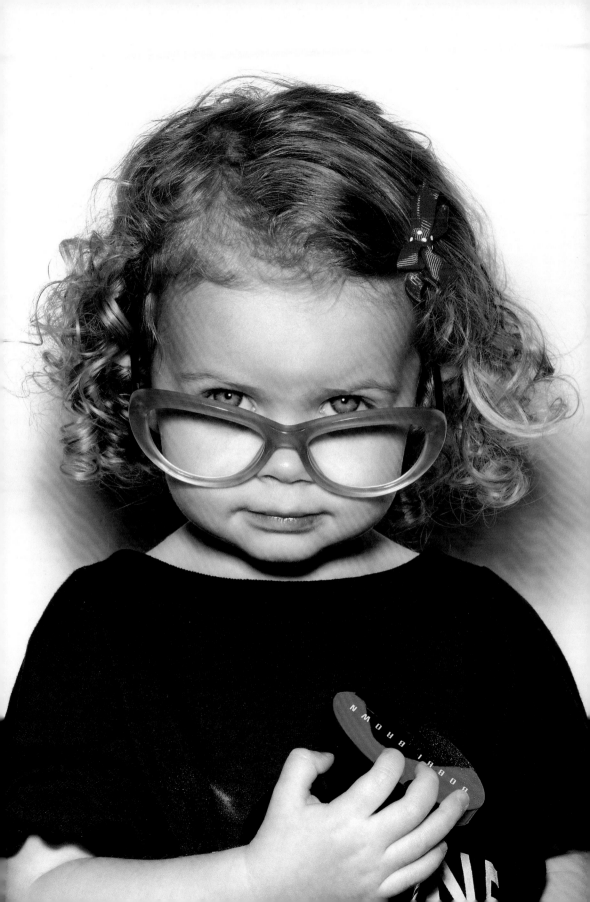

MI VIDA CON GAFAS

Mi historia con las gafas empezó en los años setenta, cuando suspendí, más o menos, mi examen ocular (ese con la fila de letras inferior que es difícil de leer incluso si ves perfectamente). El oculista me dijo que podía decidir si ponerme gafas o no. Y dije que sí inmediatamente. Acababa de ver como Sissy Spacek presentaba *Saturday Night Live* con las gafas redondas y de montura fina más bonitas que había visto, y no podía esperar para llevar mi propio par. Más adelante, me pasé a unas gafas con montura de carey clásicas, perfectas para mis días de estudiante en Boston. Me gustaban tanto que las llevé en la foto de la postal de Navidad que hice con mis compañeros de piso. Cuando mi madre la recibió y vio la fotografía, me llamó riendo para preguntarme si llevaba una de esas gafas de broma que tienen una nariz postiza pegada (gracias, mamá).

Llevé gafas a intervalos durante la mayor parte de mis primeros años de edad adulta, sobre todo cuando leía. Entonces, justo en el momento en que estaba a punto de cumplir los cuarenta, me cambió la vista y empecé a necesitar gafas para ver de lejos y de cerca. No es que fuera una mala noticia. El hecho de necesitar gafas diferentes significó que pude empezar a jugar con distintos diseños. Después de tener a mi tercer hijo, leí un artículo sobre un procedimiento llamado Lasik. La cirugía duraba solo cinco minutos y podría volver a ver sin gafas (casi siempre). Decidí operarme la vista para poder ver bien a mi hijo cuando lo tuviera en brazos. Una vez más, solo llevaba las gafas para leer. Hasta que vi a Tina Fey, la personificación de chica inteligente y segura de sí misma, con esas gafas de Superman negras. Fui directa a la tienda a comprarme unas. En cuanto me probé esa montura negra y gruesa, me encantó la sensación que me transmitían. Quería llevarlas siempre puestas. Y todavía no me las he quitado.

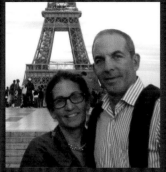
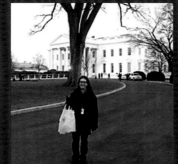
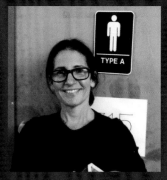
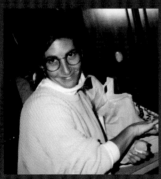
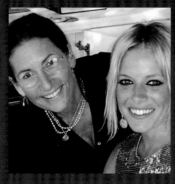
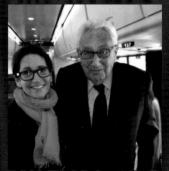
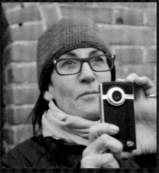
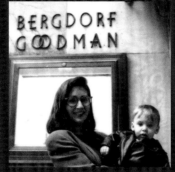
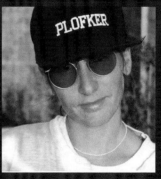
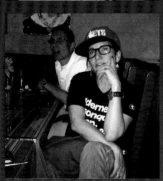
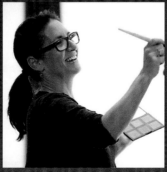
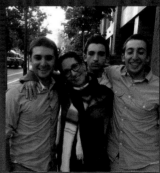

LA HISTORIA DE LAS GAFAS

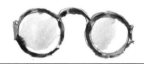 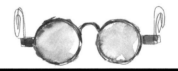

Las lentes (dos lupas redondas y transparentes con montura y unidas por un remache) entraron en escena en Italia en 1289. Las primeras lentes estaban hechas de madera, hierro, latón, cuero, cuernos de animales, huesos o caparazón de tortuga.

En 1740, los fabricantes de lentes europeos añadieron las patillas, los brazos laterales que se sujetan detrás de las orejas, y convirtieron las lentes en gafas.

Los innovadores de 1780 adoraban los impertinentes, unos anteojos sujetados con una manija larga y ornamental. Se convirtió en un *look* popular para la ópera.

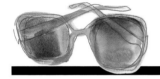 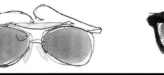

En 1929, Sam Foster, de la marca de gafas Foster Grant, empieza a vender gafas de sol en el paseo de Atlantic City. Cuando las actrices de Hollywood como Greta Garbo empiezan a llevarlas unos años más tarde, se convierten en un accesorio de moda.

En 1941 se inventan las gafas de aviador de la Segunda Guerra Mundial para ayudar a combatir el brillo del sol al volar a grandes altitudes.

Gracias a la popularidad de las monturas de plástico en los años cincuenta, las gafas empezaron a ser más baratas, con lo que la gente empezó a comprar varios pares. Se popularizaron las gafas de montura de plástico cuadrada entre los hombres gracias a James Dean, Clark Kent y Buddy Holly.

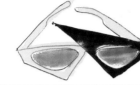

A finales de los sesenta y principios de los setenta, el mundo de la moda reconoce el gran potencial del mercado de las gafas y marcas como Christian Dior y Pucci lanzan sus propias líneas.

En los ochenta, reinan las gafas divertidas y poco convencionales, y se ponen de moda las gafas *punk*, asimétricas, neón y disparejas.

Gracias a Tom Cruise y a Risky Business, a principios de los ochenta, el modelo de gafas Ray-Ban Wayfarer comienza a estar en todas partes. ¡Solo en 1983 se vendieron 360.000 pares!

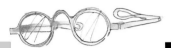

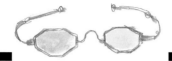

Las monturas ovaladas o redondas de metal se popularizaron en el siglo XVIII como símbolo de estatus social: en Europa, los ricos llevaban monturas de marfil, oro o con joyas incrustadas; en China, se preferían las monturas de tortuga para tener suerte y longevidad.

Las gafas con cristales grises, verdes, azules y rosas se pusieron de moda en Europa y China a principios de 1800.

A mediados del siglo XIX, los monóculos empiezan a popularizarse entre políticos, profesores y entre cualquiera que quisiera parecer un intelectual.

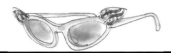

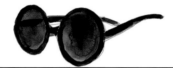

En cuanto a las mujeres, en los años cincuenta Marilyn Monroe y otras estrellas pusieron de moda de las gafas ojos de gato tanto en las gafas de sol como en las gafas de vista.

En los sesenta, las gafas de sol negras y redondas de Jackie O se convierten en su marca personal y se crea tendencia.

Las monturas en blanco y negro inspiradas por el Pop Art de los sesenta desdibujan la línea entre las gafas y el arte.

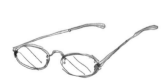

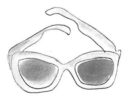

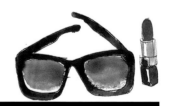

En los noventa, se ponen de moda las monturas finas de metal redondas u ovaladas, un *look* que llevaba Julia Roberts y otras estrellas de cine estadounidenses.

A mediados de los años 2000, el estilo friki-chic se personificó en las gafas hípster. Tanto los hombres como las mujeres empiezan a llevar pares de gafas enormes con monturas gruesas de plástico.

En 2014, Bobbi Brown es la primera maquilladora en lanzar su propia línea de gafas.

Las gafas perfectas para ti

Las gafas que llevas dicen algo de ti. Para cambiar tu estilo, solo tienes que cambiártelas. He visto a muchas mujeres que parecen ir mucho más a la moda, jóvenes y seguras de sí mismas solo por ponerse un par de gafas nuevas.

* Cómo elegir las gafas

ESTILO ¿Quieres unas gafas modernas, hípsters, chic o clásicas? Elige el estilo que prefieras, depende de ti.

FORMA DEL ROSTRO Sigue las pautas según la forma de tu cara (ovalada, en forma de corazón, redonda o cuadrada) para encontrar unas gafas que le sienten bien a tus rasgos.

GROSOR DE LA MONTURA ¿Preferirías unas gafas que llamen la atención (gruesas) o que sean más sutiles (más finas)?

COLOR Decide si quieres unas gafas que te iluminen la cara o que hagan destacar tu color de piel. ¿Prefieres tonos neutros, unas gafas *nude*, o preferirías añadir un toque de color? Elige siempre un color que adores.

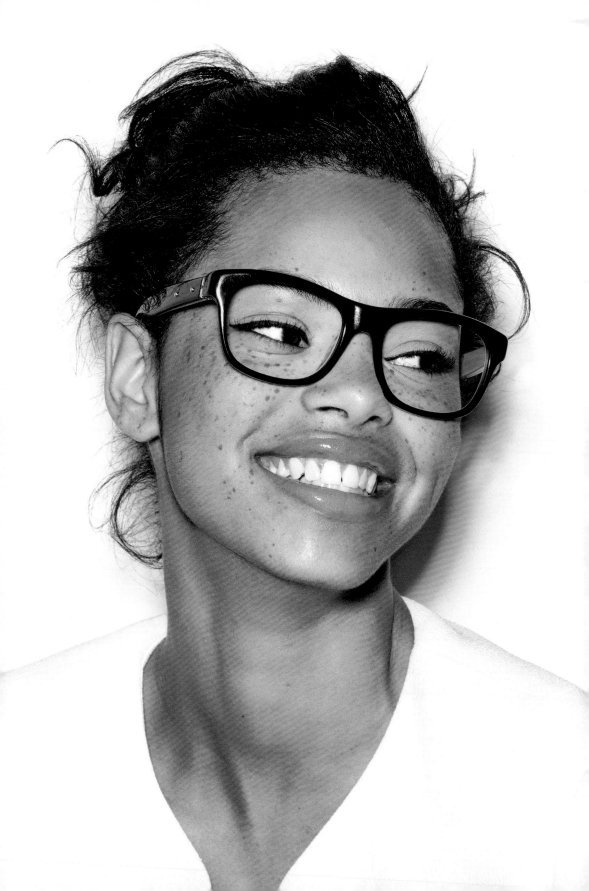

El secreto para encontrar las gafas perfectas es comprar las que te gusten. Las gafas pueden ser caras, así que tómate tu tiempo y pruébatelas de varios estilos. Si no estás segura de qué par es el más adecuado para ti, pide una segunda opinión. Mi hijo publicó en Facebook sus opciones y sus «amigos» votaron; ¬¬una forma divertida de hacerlo.

Encontrar las gafas perfectas no es distinto a escoger el mejor corte de pelo según la forma de la cara. Primero, decide qué estilo prefieres: sencillo, extravagante, moderno... hay opciones infinitas. Recorta fotos de revistas o busca imágenes en Pinterest. Te ayudará a encontrar unas gafas que te gusten, o una cara con la misma forma, o con el mismo tono que la tuya. Si no sabes cuál es la forma de tu rostro, mírate en el espejo con el pelo recogido. ¿Lo tienes ovalado, redondo, cuadrado o en forma de corazón? Después de eso, échale un vistazo a mis directrices para encontrar unas gafas que te favorezcan a la cara.

Después de encontrar el estilo y la forma adecuados, céntrate en el color. Es un poco como experimentar con el maquillaje. Cuando le das color a la cara, resaltas tus rasgos. Las gafas negras y de carey le quedan bien a todo el mundo, pero no te conformes solo con eso. Los colores atrevidos pueden realzarte la piel. Los tonos que complementen tu color de ojos harán que destaquen. Y a mí me encantan los tonos *nude*, ya sea en el interior de unas gafas negras clásicas, como sorpresa, o en toda la montura. Es un color tan moderno como clásico y le queda bien a casi todo el mundo.

Con tantas buenas opciones que hay por ahí, aquí dejo unos consejos y unas pautas generales para simplificar el proceso.

CONSEJOS PARA ELEGIR GAFAS

- Los ojos deberían quedar en el centro de ambos cristales.

- Elige diseños que estén en proporción con tus rasgos faciales. Por ejemplo, si tienes la nariz pequeña, no la ocultes tras una montura gruesa y enorme.

- Las monturas que quedarán mejor con tu rostro son las que contrasten mejor con él. No deberías llevar gafas que tengan la misma forma que tu cara.

- La parte de arriba de las gafas debería seguir la línea de las cejas. Evita que las cejas queden muy por encima, o por debajo, de las gafas.

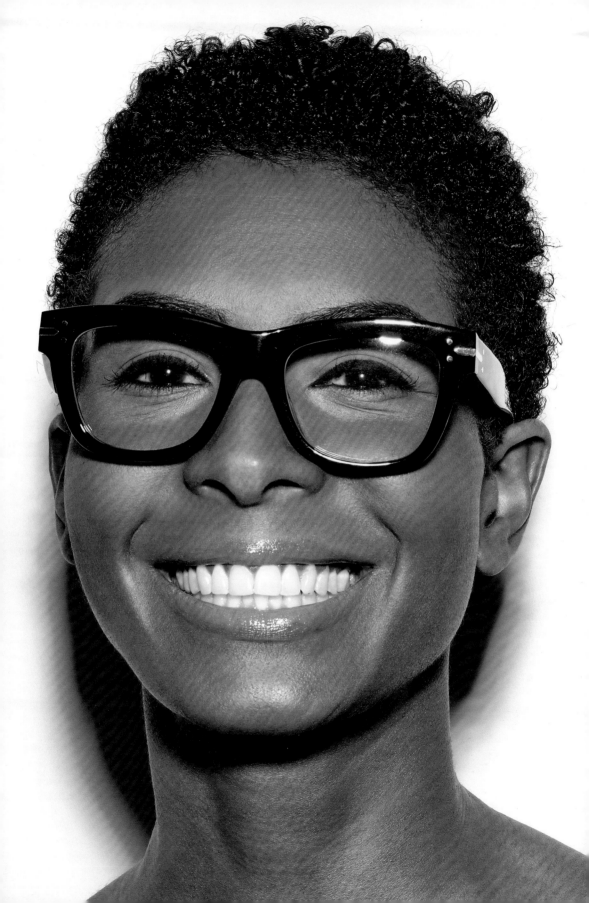

SI TIENES EL ROSTRO OVALADO

Tienes la cara larga y delgada con la barbilla algo más estrecha que la frente, como Jennifer Aniston, Eva Mendes, Jada Pinkett Smith y yo.

DECÁNTATE POR:

- Gafas que tengan la misma anchura que tu cara, no más anchas.

- ¡Las proporciones! En las caras ovaladas, son mucho más importantes que la forma. Decántate por las monturas que se adecuen al tamaño de tus rasgos y a la forma de tu rostro en conjunto. Así que, si eres de rasgos pequeños, evita las monturas grandes y gruesas. Si tienes los rasgos más grandes, evita las gafas sin montura, ya que pasarán desapercibidas. Todo se basa en el equilibrio.

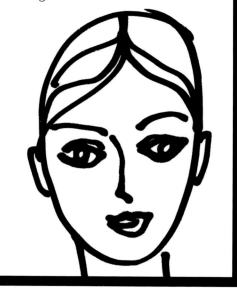

- ¡La variedad! La mayoría de los estilos quedan bien con la forma de tu cara, así que diviértete y varía.

EVITAR:

Las monturas estrechas, ya que harán que tu cara parezca más larga, o las monturas muy grandes, porque te eclipsarán la cara.

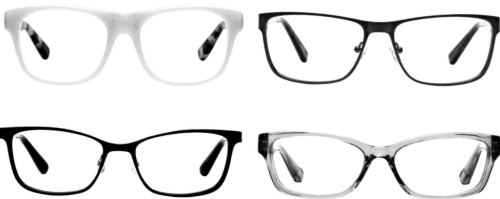

SI TIENES EL ROSTRO EN FORMA DE CORAZÓN

Tienes un rostro ovalado que se estrecha en la barbilla, igual que Jennifer Love Hewitt y Reese Witherspoon.

DECÁNTATE POR:

- Monturas que sean robustas en la parte inferior, para darle una apariencia ancha a la parte baja y estrecha de tu rostro.

- Gafas ovaladas que te enfaticen la mirada.

- Mientras estén en proporción con tus rasgos, te servirán tanto las gafas gruesas como las finas.

EVITAR:

Las gafas que sean más pesadas en la parte de arriba y que desvíen mucho la atención a la parte superior de tu rostro.

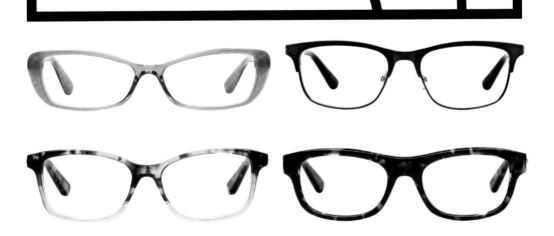

SI TIENES EL ROSTRO REDONDO

Tienes el rostro más relleno, con anchura y largura similares. Piensa en Mila Kunis y Cameron Diaz.

DECÁNTATE POR:

- Opciones con líneas más angulares. Las mejores son las monturas cuadradas y rectangulares.

- Las gafas ojos de gato con las esquinas ascendentes, que te realzarán visualmente el rostro.

- Las patillas que se unan en la esquina superior de la montura, ya que levantarán el ojo y equilibrarán la amplitud del rostro.

EVITA:

Las monturas circulares, especialmente las pequeñas.

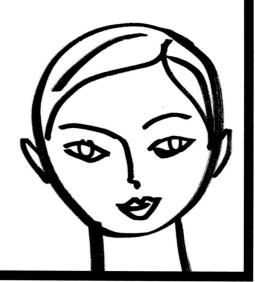

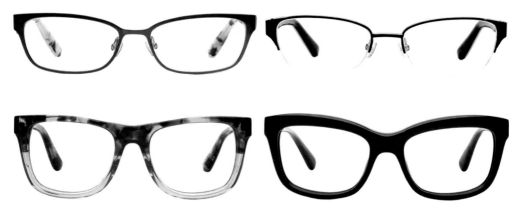

SI TIENES EL ROSTRO CUADRADO

Tienes la mandíbula fuerte y la frente ancha, igual que Cate Blanchett, Sandra Bullock y Oprah.

DECÁNTATE POR:

- Las monturas con extremos curvados o redondos, para suavizar la forma robusta de tu rostro.

- Las gafas anchas que sobresalgan por la parte más ancha de tu cara.

- Las monturas finas y ligeras para suavizar tus rasgos.

- Las gafas redondas. Quedan genial porque contrastan con la forma de tu cara. Solo asegúrate de que estén en proporción con su tamaño: cuanto más grande la tengas, más grandes deberían ser las gafas, si eliges una montura redonda.

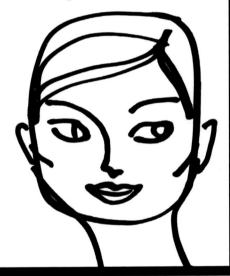

EVITA:
Las monturas oscuras y gruesas con extremos cuadrados y angulares.

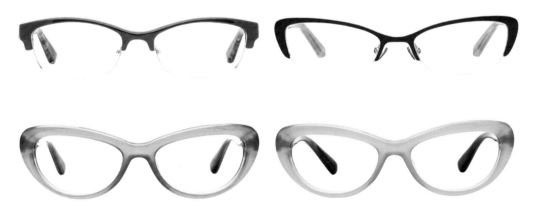

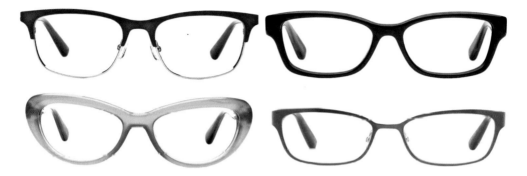

Cuando encuentres una forma de montura que te guste, cómprala en varios colores y estilos.

Esta montura unisex tienen un estilo retro clásico que hace que todo el mundo parezca mucho más interesante.

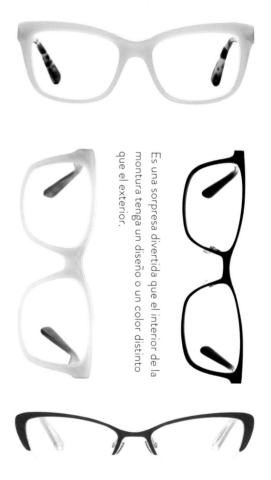

Es una sorpresa divertida que el interior de la montura tenga un diseño o un color distinto que el exterior.

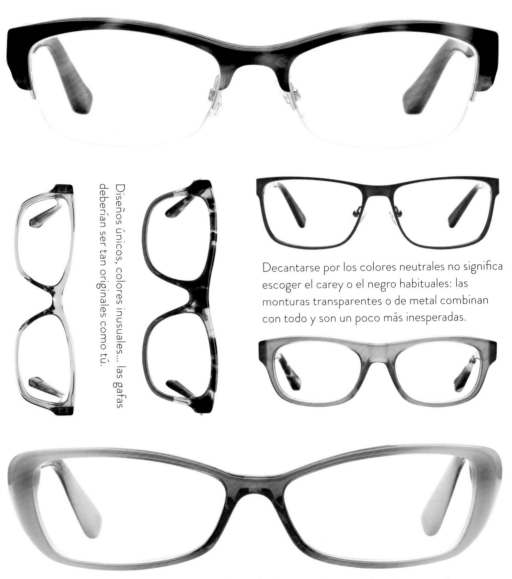

Diseños únicos, colores inusuales... las gafas deberían ser tan originales como tú.

Decantarse por los colores neutrales no significa escoger el carey o el negro habituales: las monturas transparentes o de metal combinan con todo y son un poco más inesperadas.

¿Por qué escoger solo un color? Este divertido estilo tiene un efecto sombreado que va de un tono caramelo a un rosa grisáceo.

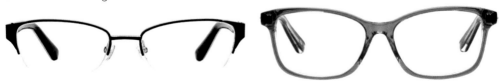

Piensa en las gafas como accesorio: deberías tener unos cuantos estilos distintivos que se adapten a tu estado de ánimo.

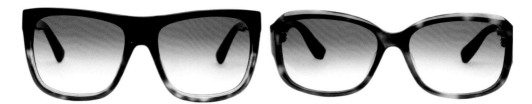

Las monturas de carey favorecen a todo el mundo.

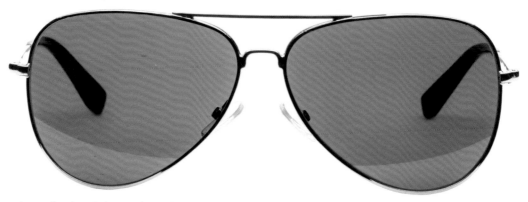

Las gafas de aviador son la perfecta combinación entre deportivo y sexy.

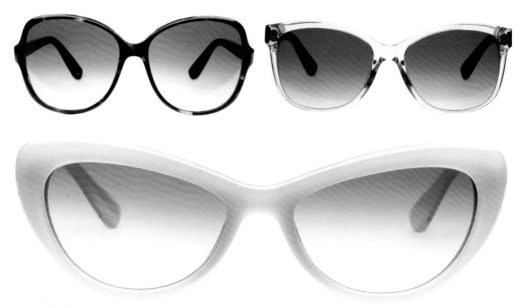

Las gafas de ojos de gato tienen un lado juguetón que siempre realza tu aspecto.

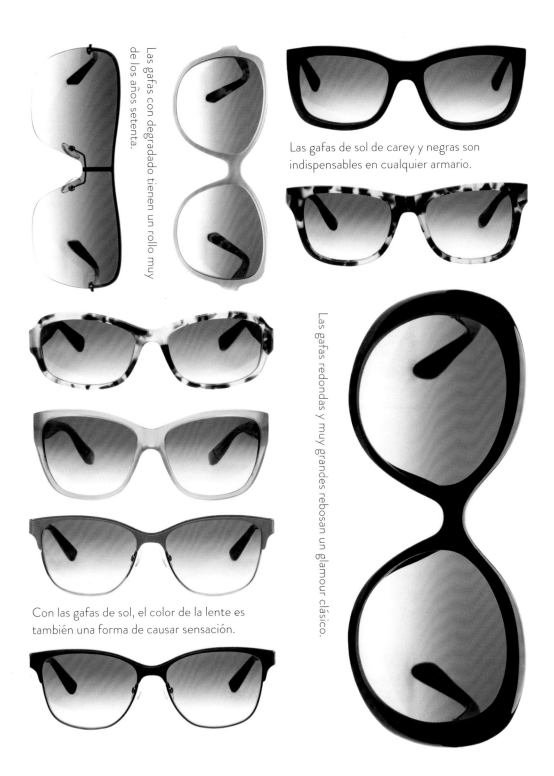

Las gafas con degradado tienen un rollo muy de los años setenta.

Las gafas de sol de carey y negras son indispensables en cualquier armario.

Las gafas redondas y muy grandes rebosan un glamour clásico.

Con las gafas de sol, el color de la lente es también una forma de causar sensación.

El maquillaje para gafas

No hay duda de que las gafas te definen, pero los ojos pueden perderse detrás de ellas a menos que adaptes tu maquillaje. A continuación, explico mis maneras favoritas de hacer que los ojos destaquen por detrás de los cristales.

* Consejos de maquillaje para chicas que llevan gafas

- El delineador es clave; aporta definición desde detrás de los cristales.

- Define siempre las cejas con una sombra del mismo tono de tu color de pelo. Así te asegurarás de que las gafas no eclipsen tu rostro.

- El cristal de las gafas puede resaltar la decoloración y la oscuridad de las ojeras, así que es esencial aplicarse corrector y antiojeras debajo del ojo y en las arrugas.

- La máscara de pestañas resistente al agua no te manchará los cristales.

- Si llevas unas gafas atrevidas, puedes optar por un maquillaje atrevido.

- Si tus gafas son delicadas, o de un tono *nude*, no dejes que el maquillaje resalte más que ellas. Elige colores más suaves para la sombra de ojos y crea definición con delineador y máscara de pestañas oscuros.

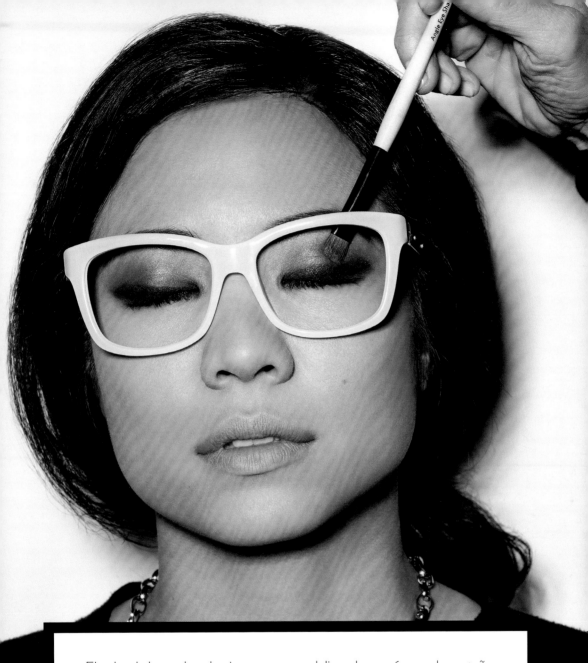

- El color de la sombra de ojos no debería competir con el de las gafas. Si quieres pintarte los párpados del mismo color que las gafas, prueba con un tono base que sea un tono más claro y utiliza un color unos tonos más oscuro para el pliegue del ojo. Termina con delineador y máscara de pestañas negros.

- Para un *look* sencillo, prueba con un color atrevido en los labios y corrector, antiojeras y máscara de pestañas. Ponte las gafas y estarás lista.

* Maquillaje básico para las gafas

* Una sombra de ojos que combine con tu color de pelo para definir las cejas.

* Un color de sombra de ojos base en todo el párpado, desde la línea de las pestañas hasta el hueso de la ceja + un segundo color en el párpado móvil, desde la línea de las pestañas al pliegue del ojo.

* Un delineador en gel para la línea de pestañas superior.

* Una raya fina de delineador en polvo en la línea de pestañas inferior.

* Dos capas de máscara de pestañas resistente al agua.

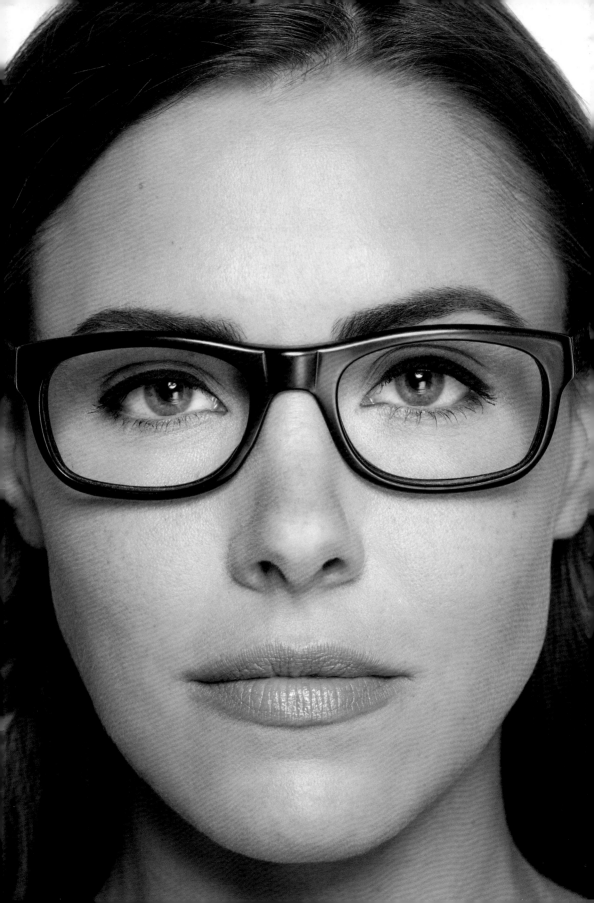

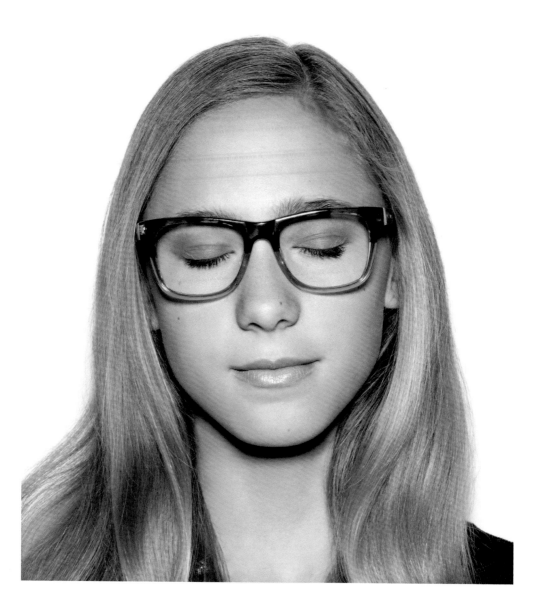

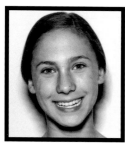

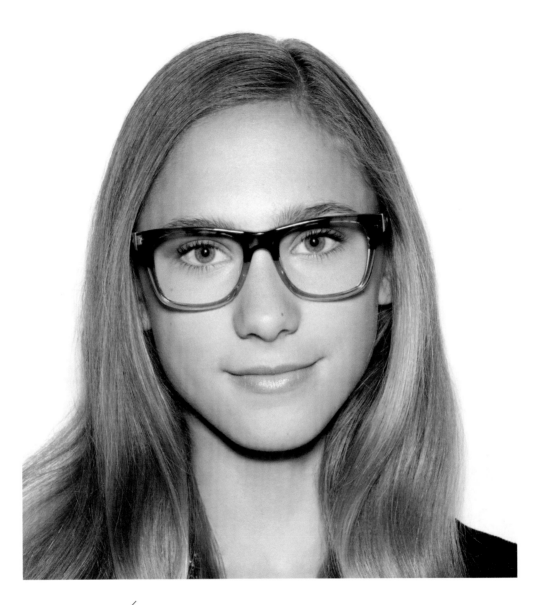

CRISTINA RENEE

Un color de sombra de ojos que sea más claro y brillante que tus gafas destacará, en lugar de competir con ellas. La sombra de ojos divertida de color lavanda complementa los ojos azules de Cristina Renee y contrasta a la perfección con sus gafas

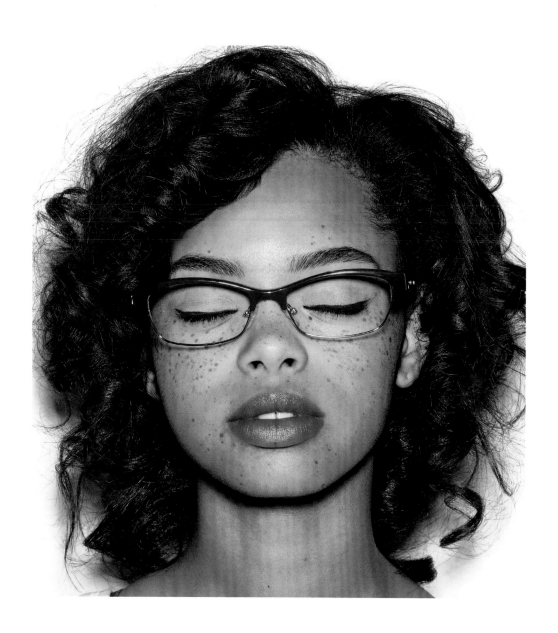

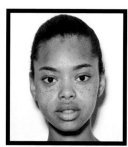

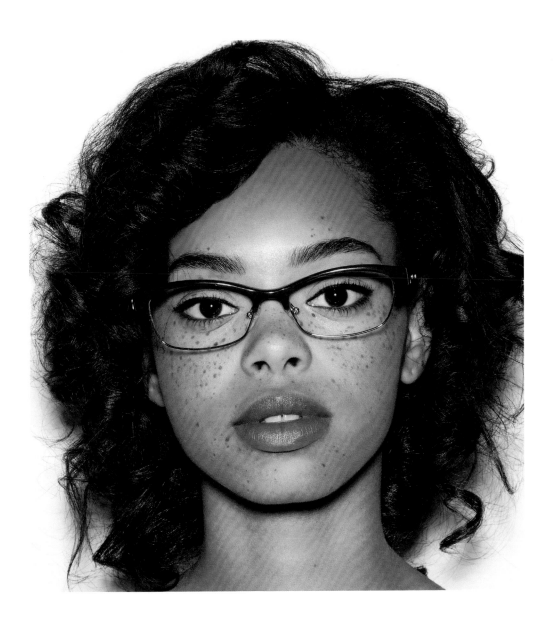

SABORNÉE

Cuando llevas una mezcla de colores atrevidos en el pelo, los labios y las gafas, opta por un maquillaje de ojos sencillo y limpio, con solo un poco de delineador y máscara de pestañas. Sabornée lleva el pelo de color bermellón, un pintalabios rosa súper vivo, y unas gafas con la montura fina y de color azul marino, así que la sombra de ojos no es necesaria.

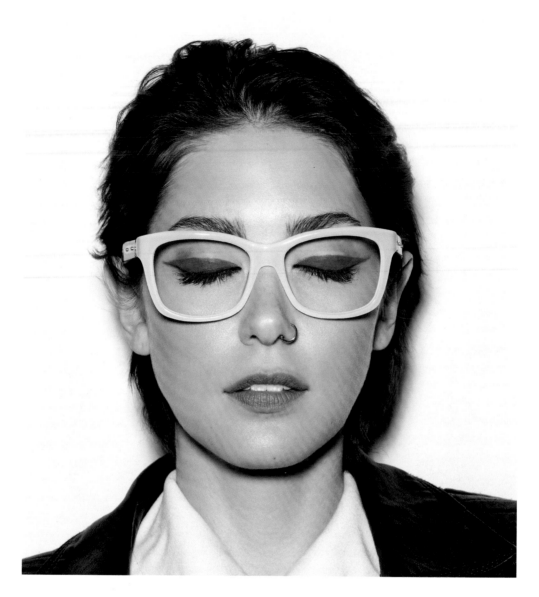

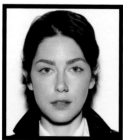

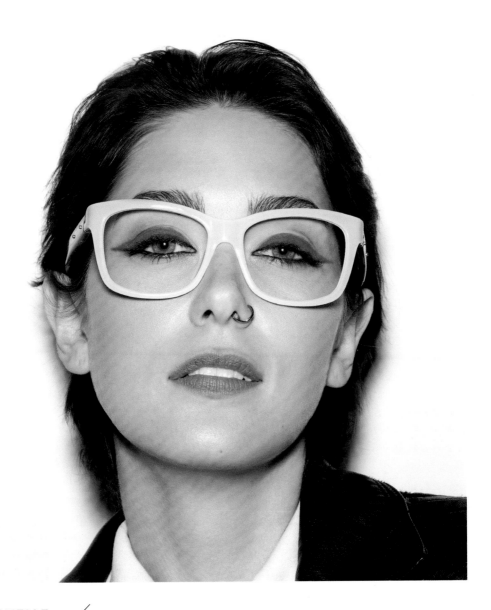

DANIELLE

Las gafas blancas resaltan los ojos y el maquillaje de colores, por lo que son una opción ideal para combinarlas con un maquillaje que destaque. En Danielle, opté por realizar una versión moderna del icónico maquillaje alado de la sirena televisiva Sophia Loren, sustituyendo el delineador negro por uno azul cobalto. Completé el *look* con una máscara de pestañas resistente al agua de color azul marino.

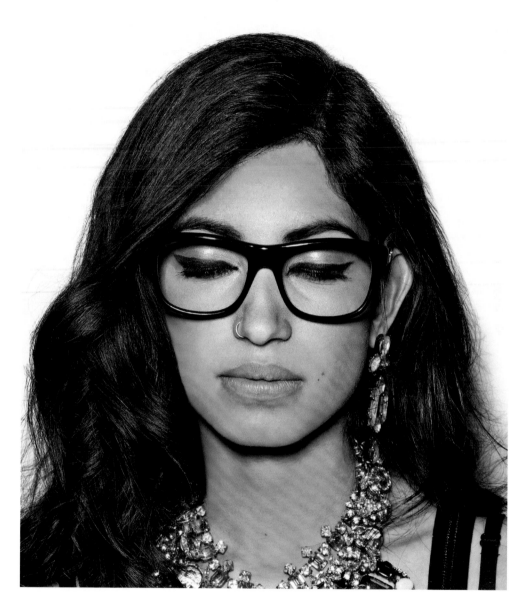

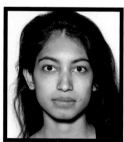

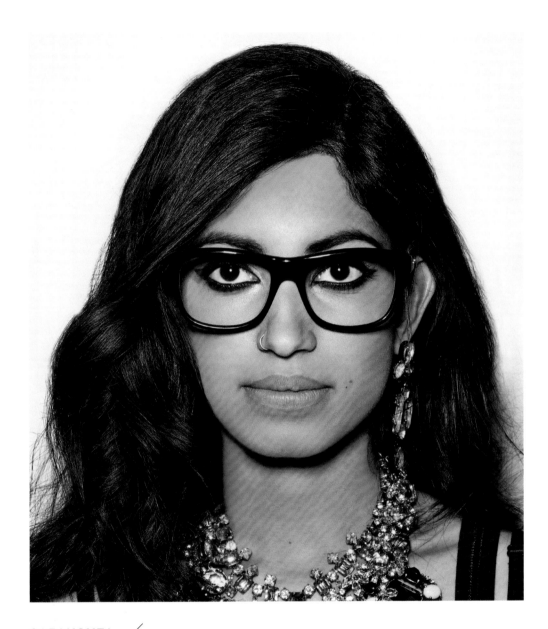

SARMISHTA

Un delineador atrevido con una sombra de ojos mínima queda increíble con gafas gruesas y extragrandes. Sarmishta lleva un delineado efecto alado sexy y atrevido de un color negro intenso, por lo que sus ojos destacan desde detrás de los cristales.

* Elige tu estilo

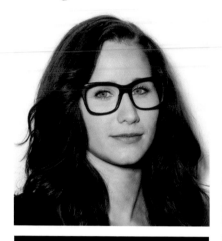 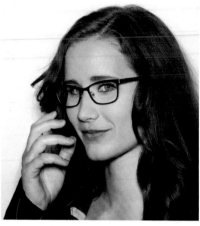

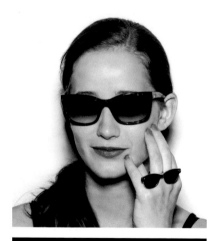 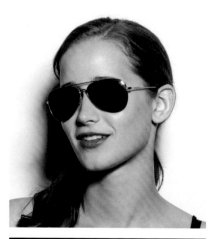

Utiliza gafas que realcen tus mejores rasgos. A Emma, las gafas de color azul marino hacen que le resalten todavía más los ojos azules. Las gafas anchas y elegantes resaltan sus pómulos. Las gafas de sol de carey quedan preciosas con el pelo pelirrojo. Y las gafas de sol estilo aviador, combinadas con un pintalabios rojo y una coleta pulcra, crean un perfil llamativo.

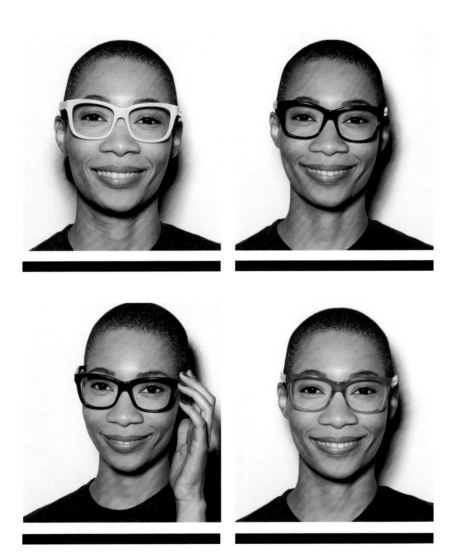

Cuando encuentres un estilo de gafas que adores, cómpralas en varios colores. A Janicia, estas gafas robustas le quedan de maravilla en todos los tonos. El blanco le ilumina la cara, el carey es clásico, el azul marino resalta a la perfección y el rosa es suave, bonito y realza el color natural de sus mejillas.

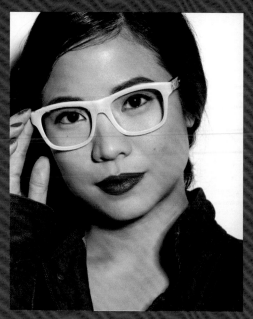

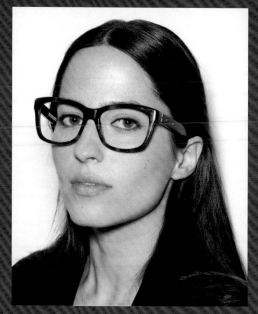

Combinar un pintalabios rojo llamativo con una chaqueta negra es infalible. Para que el *look* sea más atrevido, añádele unas gafas blancas.

Las gafas de carey muy grandes con líneas angulares, combinadas con un maquillaje sutil y un pelo lustroso, te darán un *look* elegante pero moderno.

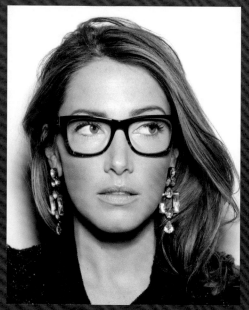

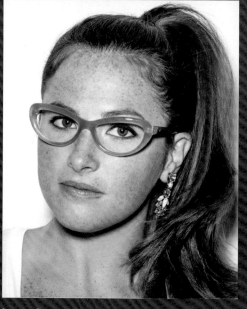

Las gafas elegantes quedan geniales con pendientes largos y glamurosos y labios *nude*.

Las gafas ojo de gato de color rosa transparente son sencillas y, aun así, modernas. Quedan muy bien con una coleta alta divertida.

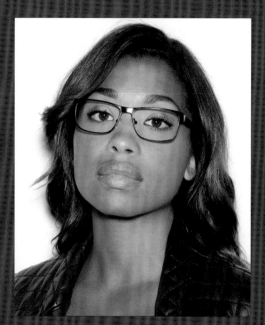

Estas gafas de carey le quedan muy bien a Morgan: no le roban el protagonismo y aun así son modernas.

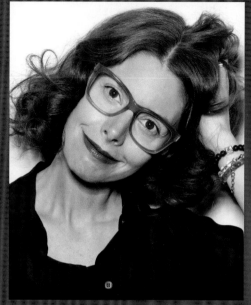

La cofundadora de Refinery29, Christene Barberich, tiene un estilo innato. Para conseguir un *look* similar que destaque, recurre a unas gafas brillantes y a un color de pintalabios atrevido.

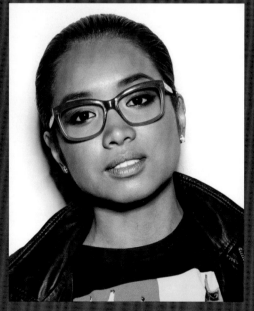

Las gafas amplias y angulares de Tia lucen bien con la forma de su rostro. El color marrón claro queda perfecto con su tono de piel.

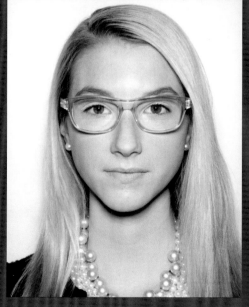

Las gafas rosa palo transparentes, los labios de color rosa suave y las perlas del mismo color realzan el delicado tono de piel de Lena.

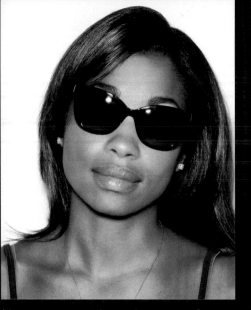

Me encanta como le quedan estas gafas a Morgan. La montura carey es elegante y moderna.

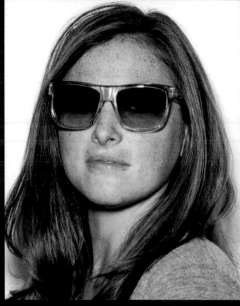

Estas gafas de color bronce rosado tan grandes le quedan adorables a Liz. Los tonos rosas quedan geniales en una cara cubierta de pecas.

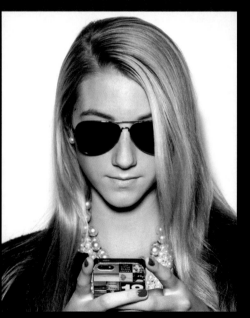

Lena luce las icónicas gafas de aviador. Todavía no he conocido a nadie a quien no le quede genial este tipo de gafas.

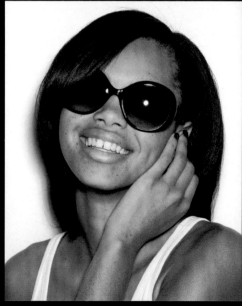

Cuando miro a Sabornée, lo primero que me viene a la cabeza son las palabras «estrella del pop». Estas gafas modernas están muy de moda.

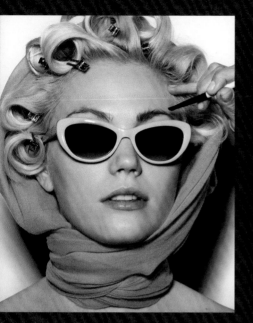

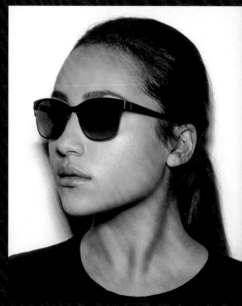

Las gafas de sol retro son muy chulas y quedan fabulosas con la forma del rostro de Alissa. El color rosa *nude* es muy favorecedor.

Nadia tiene un aspecto muy elegante con estas gafas de sol. Son sencillas y no eclipsan, por lo que quedan bien con cualquier forma de la cara.

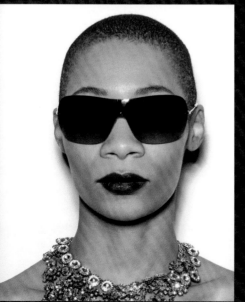

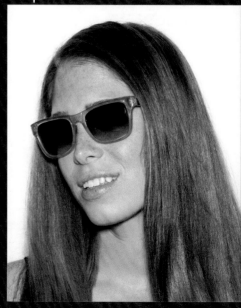

Las gafas sin montura tienen un aire roquero y sofisticado.

Estas gafas rosas quedan adorables con el pelo pelirrojo y las pecas de Ella.

Muchas gracias a todos los que habéis trabajado en este extraordinario proyecto

OFICINA DE BOBBI BROWN
Alexis Rodriguez
Brielle Oliastro
Corinne Zadigan
Donald Robertson
Dorothy Mancuso
Elisa Munda
Jacob Simonson
Katie Brennan
Kelly Grgich
Lily Saltzberg
Mallory McLoughlin
Marie Claire Katigbak
Maureen Case
Nadia Morehand
Natalie Haimo
Sacha Gross
Tara Tersigni
Veronika Ullmer

MAQUILLADORES
Cassandra Garcia
Danielle Lopes
Dillon Peña
Eduardo Ferreira
Eliano Bon Assi
Kim Soane
Lindsey Jackson
Marc Reagan
Rogelio Reyna
Tanya Cropsey
Tia Hebron

MODELOS
Alice Anoff
Alissa Bourne
Althea "Tia" Cadavillo
Alyssa Ciccotti
Ana Diaz
Angela Neal
Brandy Joy Smith
Caroline Earley

Chelsa Skees
Christene Barberich
Cristina Renee Pliego
Dana Salah
Danielle Leder
Diane Duong
Ella Crowe
Elizabeth Sardinsky
Emma Lenchner
Gabi Dolce-Bengtsson
Isabelle Alsop
Janicia Francis
Kimberly Sardinsky
Lena Jewett
Liz Sardinsky
Marie Claire Katigbak
Morgan Brooker
Nadia Morehand
Narvie Rundlet
Sabornée Judge
Samantha Yu
Sarah Morrissey
Sarmishta Mahendra
Sophia Corriere
Susannah Schaffer
Tara Tersigni

EQUIPO DE CHRONICLE BOOKS
Christine Carswell
Doug Ogan
Laura Lee Mattingly
Liza Algar
Pamela Geismar
Sara Schneider
Yolanda Cazares

REDACCIÓN
Sara Bliss

FOTÓGRAFOS
Ben Ritter
Brian Hagiwara

(productos)
Henry Leutwyler
(portada)

AYUDANTES DE FOTOGRAFÍA
Andrew White
Danielle Leder

PELUQUERÍA
Ahbi Nishman
Alicia Acuna
Kimberly Lemise
Michael Dueñas

MANICURA
Roza Israel

EQUIPO DE SAFILO
Jennifer Earley
Kelly Kahn
Robin Scheer Ettinger
Ross Brownlee
Tatiana De Arruda
Penteadò

CATERING
Falafel Hut
Jane Yaguda

TRANSPORTE
Crestwood Limousine
Ron Hill

ESTUDIO
18 Label Studios
David Genova
Elizabeth Sardinsky

ENTRETENIMIENTO
Biggie
Caroline Earley
Maggie
Pup Pup